健康宝宝养成记

——优生优育知识问答

李进华　张英奎　杨荣山　主编

科学技术文献出版社
SCIENTIFIC AND TECHNICAL DOCUMENTATION PRESS
·北京·

图书在版编目（CIP）数据

健康宝宝养成记：优生优育知识问答/ 李进华，张英奎，杨荣山主编. —北京：科学技术文献出版社，2017.8（2018.3重印）

ISBN 978-7-5189-3126-2

Ⅰ.①健…　Ⅱ.①李…　②张…　③杨…　Ⅲ.①优生优育—问题解答　Ⅳ.① R169.1-44

中国版本图书馆 CIP 数据核字（2017）第 179334 号

健康宝宝养成记——优生优育知识问答

策划编辑：周国臻　　责任编辑：李　晴　　责任校对：文　浩　　责任出版：张志平	

出　版　者　科学技术文献出版社

地　　　址　北京市复兴路15号　　邮编　100038

编　务　部　（010）58882938，58882087（传真）

发　行　部　（010）58882868，58882874（传真）

邮　购　部　（010）58882873

官　方　网　址　www.stdp.com.cn

发　行　者　科学技术文献出版社发行　全国各地新华书店经销

印　刷　者　虎彩印艺股份有限公司

版　　　次　2017年8月第1版　2018年3月第2次印刷

开　　　本　710×1000　1/16

字　　　数　83千

印　　　张　8.25

书　　　号　ISBN 978-7-5189-3126-2

定　　　价　24.80元

《健康宝宝养成记——优生优育知识问答》

编写委员会

主　编:

李进华　　河北省妇幼保健中心

张英奎　　河北省妇幼保健中心

杨荣山　　河北省妇幼保健中心

副主编:

范松丽　　河北省妇幼保健中心

钱立杰　　河北省妇幼保健中心

麻海英　　河北省妇幼保健中心

编委会:（以姓氏笔画排序）

王新良　　河北医科大学第二医院

刘文慧　　河北医科大学第四医院

刘效群　　河北省计划生育科学技术研究院

刘翠青　　河北省儿童医院

江　莲　　河北医科大学第四医院

杨艳瑞　　河北医科大学第三医院

辛　虹　　河北医科大学第二医院

张　玉　　河北省计划生育科学技术研究院

张惠欣　　河北医科大学第四医院

范丽莉　　河北省儿童医院

郑有宁　　河北省人民医院

赵晓青　　河北省妇幼保健中心

侯媛媛　　河北医科大学第四医院

唐增军　　河北省人民医院

常雅丽　　河北医科大学第三医院

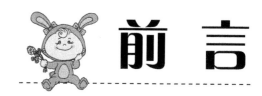

前　言

　　生育一个健康的小宝宝是每个育龄家庭的最大愿望，优生优育是关系到每个育龄家庭的大事。优生优育是一项十分繁复的工作，它需要全社会共同努力来实现。

　　怀孕前，备孕夫妻进行相关的孕前检查，可以避免一些不好的因素带来的伤害。做好优生优育的必要措施是禁止近亲结婚，避免与有传染性疾病、重大遗传病的异性结婚；选择最佳的孕育时间和年龄；孕前夫妇双方都需进行系统的孕产知识的学习，充分了解优生优育的各种注意事项。同时，做好身、心各方面的调节，做好充足的准备，以最佳状态来迎接小天使的到来，让宝宝赢在起跑线上。

　　随着国家全面二孩政策的放开，优生优育问题逐渐突出。为了指导人们形成健康、正确的优生优育观念，掌握相关正确知识，特组织省内权威妇产、儿科专家共同编著了《健康宝宝养成记——优生优育知识问答》一书，给人们以正确的引导，有利于生育健康的宝宝。

　　本书对怎样才能优孕优生、怎样做孕前准备、如何做好孕期保健、如何做好产时保健、如何做好产后保健、怎样做好母乳喂养、如何做好新生儿保健、如何做好儿童保健、如何预防儿童常见病、不孕不育怎么办、怎样才能享受母婴免费服务等进行了详细的介绍，作者依据多年的临床经验，结合当下的人文环境和自然环境，为广大夫妻提供专业化和全方位的指导。衷心感谢为编写本书付出辛勤劳动的专家！翻阅本书，定会让你们有所收获。

　　本书难免存在不足之处，敬请广大读者指正赐教。我们将会在孜孜不倦的工作实践中不断地完善相关技能，为关乎大众幸福的优生优育事业做出新的贡献。

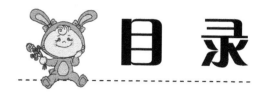

目 录

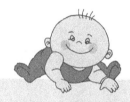

第一章

怎样才能优孕优生

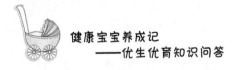

1. 最佳的受孕时间和年龄是什么时候？

女性每个月经周期排一次卵。对于月经周期规律的妇女来说，排卵期一般在下次来月经的前 14 天，排卵期前后两天最易受孕。

最适宜的生育年龄，男性是 25 ～ 35 岁，女性是 24 ～ 29 岁。夫妇年龄越大，生育畸形儿和低能儿的风险就越大。所以，要选择在最佳生育年龄生育下一代。

2. 什么是出生缺陷？

出生缺陷是胎儿在妈妈肚子里就患了各种疾病或发生异常的一个总称。有出生缺陷的孩子，或是身体的某些部分如胳膊、腿、鼻子、眼睛、心脏等长得和正常孩子不一样，或是某些器官的功能和正常的孩子不一样。

3. 出生缺陷发生的原因都有哪些？

出生缺陷发生的原因是多方面的，较为复杂。目前，认为约 25% 与遗传因素有关，如色盲、血友病、21- 三体综合征等；10% 与环境因素有关，如各种化学和物理性有害因素、生活方式、营养、心理、感染性疾病等；而 65% 属于原因不明的或各种因素共同作用的结果。

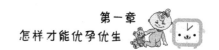

4．预防出生缺陷的 3 道防线是什么？

（1）第 1 道防线：婚前、孕前和孕早期保健

①避免近亲和高龄生育；②通过婚前医学检查筛查传染病、遗传病，早发现、早治疗；③孕前检查，补充叶酸或含叶酸的复合营养素（孕前 3 个月至孕后 3 个月服用可预防 70% 的神经管畸形、15% 的其他重大畸形、20% 的婴儿死亡）；④食用碘盐预防克汀病；⑤孕前 3 个月接种风疹疫苗；⑥早发现、早治疗病毒感染和慢性病；⑦远离毒品、戒烟、戒酒；⑧严格控制孕期用药；⑨避免接触有毒、有害物质。

（2）第 2 道防线：产前筛查和产前诊断

①在孕期进行产前遗传咨询；②产前筛查：通过母血生化检查、B 超检查，筛查遗传性疾病和胎儿畸形等；③产前诊断：对产前筛查出高危的孕妇和年龄在 35 周岁以上的孕妇，要进行羊水染色体检查和胎儿彩色 B 超或心脏超声检查，排除胎儿异常；④通过产前筛查和产前诊断，可检查出多数异常胎儿。

（3）第 3 道防线：新生儿疾病筛查和体检

①进行新生儿健康体检，以便发现重大体表畸形和脏器畸形。对畸形、缺陷（髋关节脱臼、马蹄内翻足、先天性心脏病）的患儿进行手术治疗，避免或减少严重后果的发生；②新生儿出生后及时进行先天性疾病筛查，如先天性甲状腺功能低下、苯丙酮尿症和听力筛查，做到早诊断、早治疗，不影响孩子正常生长发育。

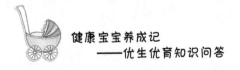
5. 为什么孕前和孕期要远离猫、狗等宠物？

一般来说，备孕和孕期妇女不要和宠物密切接触。因为猫、狗、鸟等动物身上会携带弓形虫，尤其是猫的感染率最高。与宠物密切接触可导致孕妇感染。感染上弓形虫的孕妇本身可能没有什么症状，但可能会传染给胎儿，导致流产、死胎、早产或胎儿畸形的发生。因此，准妈妈们要远离猫、狗等宠物。

6. 哪些疾病不宜妊娠？

准妈妈在孕前要做全面的健康评估，如果存在下列情况是不适宜怀孕的，否则病情会在孕期加重，甚至危及母婴生命。

①重度慢性高血压合并心脑肾功能严重损伤的；②糖尿病发生严重并发症的；③肾功能受损严重的；④心功能Ⅲ～Ⅳ级、青紫型先天性心脏病、风湿活动期、细菌性心内膜炎等；⑤严重常染色体遗传病，极度智能低下的；⑥晚期恶性肿瘤患者；⑦有遗传倾向和攻击行为的精神病患者。

7. 什么是遗传病？

遗传病是指由遗传物质发生突变（基因突变和染色体畸变）所引起的一类疾病，如先天愚型、血友病等。这类疾病可通过一定的方式遗传

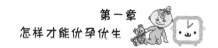

给后代，需要在孕前到医院做优生咨询，明确发病原因、遗传方式、再发风险和携带风险，寻求最佳对策，防止遗传病患儿的出生。

8.哪些人群需要进行遗传咨询？

如果存在下列情况，夫妇双方应在孕前进行遗传咨询。

①遗传病的患者及其家属；②原发性不育的夫妇或不明原因的早产、死产、死胎、多次流产；③生殖器官发育异常或行为发育异常；④近亲结婚的夫妇及其后代；⑤接触致畸因素并要求生育的夫妇；⑥高龄孕妇（35周岁以上）等。

9.高龄对孕育有什么影响？

高龄会对孕育产生不利影响。夫妇年龄越大，生育畸形儿和低能儿的风险就越大。妇女25～29岁所生的孩子患先天愚型的概率约为1/5000，30～34岁约1/300，35～39岁约1/250，45岁可高达1/40。因此，若孕妇年龄超过35岁，建议在孕期做产前诊断。另外，随着妇女年龄的增长，卵巢功能也会下降，受孕概率降低。同时，在孕期更容易并发妊娠期高血压疾病、妊娠期糖尿病等合并症和并发症及产力异常等。

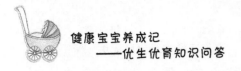
10. 心理因素会对孕育产生什么影响?

胎儿在母亲体内是一个有感知、有反应的生命体,母亲在孕期的心理、行为、情绪等变化都会波及胎儿。例如,猜疑、恐惧、焦虑、抑郁等不良情绪,可导致发生胎儿畸形、早产、流产等不良后果。而健康愉快的情绪,会增加血液中有利于健康发育的化学物质,有利于胎儿正常发育,分娩时也会更顺利。

11. 哪些不良环境因素对孕育有影响?

五大环境因素会影响孕育过程:生理因素、心理因素、营养因素、感染因素、社会环境因素。

生理因素是指夫妇双方是否存在疾病状态。例如,准妈妈患有高血压、糖尿病、心脏病、子宫肌瘤等疾病,在孕期会影响胎儿发育及孕妇身体健康。准爸爸精液异常会直接影响受孕。

心理因素是指是否存在焦虑、抑郁、恐惧等,这些不良情绪会在孕期直接影响胎儿发育,甚至导致胎儿畸形。

营养因素是指饮食的摄入是否科学、合理。各种营养元素的均衡摄入是保证胎儿正常生长发育的物质基础。

感染因素包括梅毒、艾滋病、乙肝病毒、风疹病毒、巨细胞病毒、弓形虫感染等。母亲的感染状态可能垂直传播给胎儿,导致胎儿发育异常。

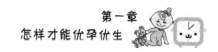

社会环境因素包括夫妇所处的工作、生活环境、经济状态、生活方式等。如辐射、高温、噪声、有害化学物质、抽烟、酗酒、熬夜等，这些都是可能导致胎儿异常的不良因素，应在准备怀孕前 3 ~ 6 个月就应该脱离这些不良环境。

12. 备孕和孕期如果生病了可以服用药物吗？

怀孕 3 个月之内是胚胎对外界因素最敏感的时期。一般如果孕前生病需要用药，最好在疾病治愈停药后再妊娠，慢性病患者最好在病情允许的情况下停药 3 个月后再怀孕。如果孕期患病必须用药，应在医生指导下尽量选择对胎儿影响小的药物。

13. 营养会对孕育产生什么影响？

营养是胎儿生长发育和准妈妈身体健康的物质基础。首先，充足的营养可以提高准妈妈的身体素质，提高对疾病的抵抗能力；其次，均衡营养是胎儿生长发育所必需的，营养过剩或不足可导致巨大儿或胎儿宫内发育受限；第三，合理的营养补充可以预防胎儿畸形，如孕前 3 个月—孕后 3 个月增补叶酸可以预防神经管畸形的发生。在妊娠的不同时期，胚胎的发育速度不同、孕妇的生理状态不同，对各种营养素的需求也不相同，当膳食中无法获得足够的营养时，可在医生指导下有针对性地补充外源性营养素。只有各种营养素均衡摄入才能达到合理营养、促

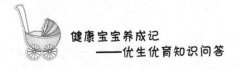

进健康、优生优育的目的。

14. 生活方式会对孕育产生什么样的影响？

运动习惯、卫生习惯、日常化妆品、家用电器的使用等都会对孕育过程产生不同程度的影响。

①适量的运动有助于提高身体素质和机体免疫力，长时间久坐不利于身体健康。散步、游泳、孕妇体操等都是很好的运动方式。运动锻炼要因人、因地、因时而异，以动而不劳为佳，一般建议孕期可以在饭后半小时后运动半小时。

②夫妇双方都要保持良好的卫生习惯。孕前生殖道感染可能会因子宫内膜炎、附件炎而导致不孕。孕期生殖道细菌、念珠菌、滴虫感染可影响胎儿发育，甚至致畸或引起胎膜早破导致早产。

③少用化妆品。口红、增白霜、染发烫发剂中都含有影响胎儿发育的有害化学物质。备孕和孕期妇女，应尽量少用或不用化妆品，护肤品也要选择无香料、低酒精、无刺激性的霜剂或奶液。

④避免电磁辐射。电脑、电视等家用电器都会产生不同程度的辐射，虽然目前还没有确切证据表明电脑等产生的磁场与胎儿发育异常存在必然联系，但仍有实验表明这种电磁场可以干扰细胞的代谢和增殖。因此，无论是在孕前还是孕期都不建议持续长时间使用电脑。

⑤少蒸桑拿，衣着宽松。精子所处的环境要比身体部分温度低1～2℃，蒸桑拿和紧身衣裤产生的高温会损伤精子质量。女性长时间

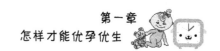

穿紧身衣裤易导致生殖道感染，从而影响生殖能力。胎儿发育中大脑是对高温最为敏感的器官，孕期准妈妈蒸桑拿或热水浴时间过长，可引起胎儿唇腭裂、小眼畸形、四肢畸形等异常，其中以中枢神经系统异常最为常见。

15. 抽烟对母婴健康有什么影响？

吸烟烟雾中含有一氧化碳、甲醛、焦油、尼古丁等多种有害化学物质。无论是主动还是被动吸烟，都会影响孕育质量。男性长期吸烟会使精子数量和质量下降，影响生育能力。女性吸烟可致卵子形成过程中基因损伤，导致不孕、宫外孕、自然流产发生率增高。孕期吸烟更不利于母婴健康，胎儿生长发育受影响可导致小于胎龄儿、低出生体重儿，甚至发生胎儿畸形。同时胎盘早剥、前置胎盘的发生率也会明显增高。因此，备孕和孕期夫妇双方尽量不要抽烟，也不要在吸烟的公共场所逗留。

16. 母亲嗜好饮酒对胎儿有什么影响？

乙醇是一种典型的致畸物质，可损伤生殖细胞。男性酗酒可通过损害睾丸生精上皮和影响性激素合成而影响精液质量。女性酗酒，可出现生殖机能紊乱，如月经失调、不孕、自然流产等。如在孕期大量饮酒，其胎儿将有 35% ~ 40% 的概率发生胎儿酒精综合征，并可导致胎儿生

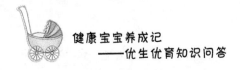

长发育迟缓，面部、骨骼、四肢和心脏发育畸形。因此，备孕夫妇双方尽量要少喝酒，孕妇更是不要饮酒。

17. 男性生殖健康对孕育的影响有哪些？

有的准爸爸认为，怀孕生孩子是女人的事，将不育、流产和胎儿先天缺陷的发生归都咎于女方，这是一种过于简单的错误想法。专门从事精子缺陷研究的科学家发现，在无遗传性疾病的正常人的精子中，不正常精子占相当比例，主要有两种缺陷：一种是染色体数目异常；一种是染色体结构异常。这些都会导致自然流产和先天缺陷的发生。不良生活方式（吸烟、酗酒、吸毒等）及和物理性、化学性有害物质（铅、镉、一氧化碳、甲醛、氯丙嗪等）的接触可降低精子质量、导致精子缺陷。因此，准爸爸在孕前也需要做好充分准备。

18. 曾生过出生缺陷的孩子，再次妊娠应注意什么？

曾生过出生缺陷孩子的夫妇，再次妊娠时出生缺陷发生率要高于普通人群。因此，生育过出生缺陷孩子的家庭准备再次妊娠前要到医院做孕前优生咨询和孕前检查，寻找导致缺陷发生的原因，在医生指导下针对原因进行预防，做好孕前准备。另外，在孕期要及时进行产前诊断。

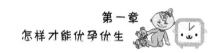

19. 什么是产前筛查？

产前筛查是采用简便、可行、无创的检查方法，对母儿危害严重的遗传病、胎儿先天性畸形、胎儿染色体病进行筛查，发现高危孕妇，以便进一步明确诊断，是降低胎儿出生缺陷的重要步骤。目前，我国开展的能够进行筛查的疾病包括：21-三体综合征、18-三体综合征、开放性神经管畸形。筛查方法有母血清学筛查和无创 DNA 筛查。产前筛查不是诊断，属于风险评估。产前筛查结果为高风险的人群，不能明确诊断其胎儿一定是缺陷儿，需要进一步做产前诊断；产前筛查属于低风险的人群，说明生育缺陷儿的概率低，但也不能完全保证胎儿是正常的。

20. 哪些人群需要做产前筛查？

所有预产期年龄在 35 岁以下，并且是发生 21-三体综合征、18-三体综合征、开放性神经管畸形的低危人群，均需要做产前筛查。低危人群是指没有生育过以上疾病的患儿，并不是指染色体异常的携带者夫妇。孕中期母血清学产前筛查时间为妊娠 15 ～ 20^{+6} 周。

21. 什么是产前诊断？

产前诊断是指在胎儿出生前，应用影像学、生化免疫学、细胞遗传学及分子遗传学等技术，了解胎儿宫内发育状况，观察胎儿有无畸形，

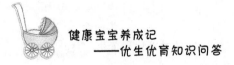
分析胎儿染色体核型、监测胎儿生化检查项目和基因等，对先天性和遗传性疾病做出诊断，为胎儿宫内治疗及选择性流产提供依据。不同的产前诊断方法所针对的疾病不同。影像学方法主要针对胎儿结构异常进行诊断；生化免疫学方法主要针对胎儿代谢性疾病进行诊断；细胞遗传学方法主要针对胎儿染色体异常进行诊断；分子遗传学方法主要针对胎儿单基因遗传病进行诊断。

22. 哪些人群需要做产前诊断？

孕妇有下列情形之一的，需要进行产前诊断。

①羊水过多或者过少。

②胎儿发育异常或者胎儿有可疑畸形。

③孕早期时接触过可能导致胎儿先天缺陷的物质。

④夫妇一方患有先天性疾病或者遗传性疾病，或有遗传病家族史。

⑤曾经分娩过先天性严重缺陷儿。

⑥年龄 ≥ 35 周岁。

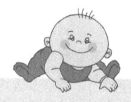

第二章

怎样做好孕前准备

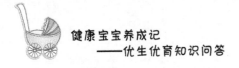

1. 孕前需要准备什么?

怀孕前做好各方面的准备，会给未来的宝宝一个美好生命的开端。理想的孕前准备至少在怀孕前3个月开始。孕前准备的内容包括身体准备、心理准备和物质经济的准备。

①身体准备。一是怀孕前应到正规医院进行孕前检查和咨询，看看目前的身体状况是否适合怀孕，是否是最佳的怀孕时期。二是主动避免在工作和生活环境中接触有害的环境因素，孕前就要开始注意纠正不良的生活饮食习惯如抽烟、喝酒、接触房屋装修等。三是加强营养，合理膳食。妇女要在怀孕前3个月服用小剂量的叶酸，以减少胎儿神经管畸形的发生。四是适当锻炼，提高身体的基础素质和免疫能力，避免孕期发生疾病。

②心理准备。夫妻双方要有主动怀孕的愿望，避免意外妊娠。要综合考虑受孕时机、怀孕后的工作生活安排，做好规划和心理准备，共同创造和谐的心理环境。丈夫充分的心理准备可以帮助妻子顺利度过孕期的每一阶段，并对未来孩子的生长发育奠定坚实的基础。

③物质经济的准备。确定怀孕前，夫妻双方要做好在物质和经济上有足够的能力来抚养孩子的打算，在孕前做好经济预算，可以为妇女孕前及孕期的饮食营养、各项体检、物质准备等提供有力保障，保证孩子出生后健康聪明，茁壮成长。

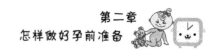

2．免费孕前优生健康检查都包括哪些项目？

从 2010 年开始，我国实施免费孕前优生健康检查项目。目前此项目已经在河北省的市（区、县）开展。所有符合生育政策计划怀孕的夫妇，包括流动人口计划怀孕的夫妇均可在当地妇幼保健计划生育服务机构享受到此项服务。

孕前优生健康检查的内容包括如下方面。

（1）健康教育与咨询

准备怀孕的夫妇双方可通过接受健康教育和咨询获得有关生理和心理、生育、生活方式、孕前及孕期运动方式、饮食营养和环境因素等对生育的影响，以及出生缺陷、遗传性疾病防治等基本知识。

（2）孕前医学检查

孕前医学检查包括体格检查、实验室和影像学等辅助检查。①体格检查：男女双方体格检查。包括常规体检，如身高、体重、血压、心率等测量；甲状腺触诊、心肺听诊、肝脏脾脏触诊、四肢脊柱检查及男、女生殖系统专科检查。②实验室检查：包括血常规、尿常规、阴道分泌物检查（含白带常规、淋球菌和沙眼衣原体检测）、血型（含 ABO、Rh）、血糖、肝功能（谷丙转氨酶）、乙型肝炎血清学五项检测、肾功能（肌酐）、甲状腺功能（促甲状腺激素）、风疹病毒、巨细胞病毒、弓形体、梅毒螺旋体等。③影像学检查：主要是妇科超声常规检查。④其他检查，如胸部 X 线、精液检查、地中海贫血等遗传性疾病筛查，染色体核型等特殊检查。

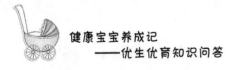

（3）进行风险评估

医生通过咨询和孕前医学检查，对准备怀孕的夫妇是否存在导致出生缺陷发生的风险因素做出初步评估。针对问题，提出建议，努力降低出生缺陷的发生风险。

3. 高龄夫妇生育能力怎么样？

随着年龄增加，人类的生育能力逐步减退。高龄夫妇还能生育吗？生育能力如何评估？首先，女方的月经要处在正常状态。在女子月经期2～5天检查生殖激素，了解卵巢功能和储备情况。作B超检查子宫、附件及盆腔情况，进行排卵监测。其次，检查男方精液常规，了解精子的数量、形态、活动力、稳定性等。如果女性卵巢功能下降，月经不正常，男子精子质量下降，受孕机会会大打折扣。这时候就可以考虑利用辅助生殖技术提高受孕机会。

不过高龄夫妇也要做好充分心理准备，因为年龄及个体差异，有的人即使应用了辅助生殖技术也不一定能够怀孕。

4. 高龄夫妇生育是否增加畸形儿的风险？

生育期的妇女每月发育一批卵泡，经过募集、选择，其中一般只有一个优势卵泡可完全成熟，并排出卵子。女性一生中一般只有40～500个卵泡发育成熟并排卵，仅占总数的0.1%左右。高龄妇女卵

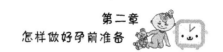

泡在体内储存的时间比较长，会受到环境和外界不良因素的影响。同样男性的精子也会由于受到外界环境和不良因素影响，使得精子、卵子在进行减数分裂过程中出现染色体异常的风险增加，导致后代发生出生缺陷概率加大，影响出生人口素质，也会给家庭带来严重的负担。建议在孕前尽量避免各种有害因素的影响，尽量避免高龄怀孕。一旦高龄怀孕，要在孕中期进行产前诊断。

5. 有剖宫产史的妇女间隔多长时间怀孕？

剖宫产手术是处理难产、妊娠合并症和并发症、降低母儿死亡率，在紧急情况下救治产妇和胎儿的重要方法。由于剖宫术后子宫上有瘢痕，而瘢痕生长牢固需要一定时间。如果剖宫术后不足 2 年就再次怀孕、分娩，可能会使子宫破裂，造成大出血，甚至休克危及生命。还可能增加早产、剖宫术后再次怀孕经阴道自然分娩的风险。建议有剖宫产史的妇女最好在剖宫产术 2 年后再怀孕，以保证母婴安全。

6. 在某些特殊情况下怎样选择受孕的适宜时间？

怀孕前，你可能会遇到这样或那样的特殊情况。例如，孕前采取服用避孕药或带避孕环等措施，为了避免对胎儿造成不良影响，应注意选择适宜的受孕时间。

①口服避孕药的妇女最好在停药 6 个月后再怀孕。因为口服避孕药

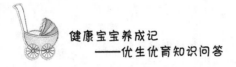
中的雌孕激素会对胎儿性器官产生一定的影响。但目前服用的短效口服避孕药停药后无须避孕，如达英–35（炔雌醇环丙孕酮）、妈富隆（去氧孕烯炔雌醇）。

②放置宫内节育环的妇女，应在取环后有 2～3 次正常月经后再怀孕。

③皮下埋植避孕环为安全、高效、可逆的缓释避孕系统，取出后即恢复生育力，可计划妊娠。

④人流、早产的妇女至少要等 3 个月后再怀孕，因为人流、早产后子宫的恢复需 3 个月左右的时间。由于妇女怀孕后身体各器官为适应怀孕这一生理需要，会发生一系列相应的变化，而有些器官的完全恢复所需时间会更长些。因此，恢复 3 个月左右怀孕最好。

⑤有过葡萄胎病史的妇女以往因早孕与葡萄胎后恶变较容易混淆，故建议 2 年后再怀孕。由于目前诊断水平已大为提高，这种限制也可相应缩短。

⑥酗酒后的妇女要 20 天后再怀孕。

⑦受 X 线照射后的妇女要过 4 周后怀孕较为安全。

⑧长期服药的妇女，由于各种药物的作用、排泄时间，以及对卵细胞的影响等有所不同，因此，最好在医生指导下确定受孕时间。

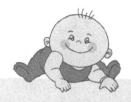

第三章

如何做好孕期保健

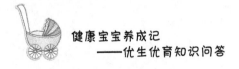

1. 如何知道自己怀孕了？

育龄期女性怀孕后会出现一系列的表现，提示你有可能怀孕了，如停经、早孕反应等。

①停经：平时月经周期规则，一旦月经过期10天以上应怀疑妊娠，停经2个月以上则妊娠的可能性更大。②早孕反应：约半数妇女停经6周左右出现缺乏食欲、厌食油腻、喜食酸物、恶心、晨起呕吐、嗜睡、头晕、乏力等早孕反应。多在停经12周左右自行消失。③乳房变化：有的妇女会有乳房胀痛、乳头增大、乳晕着色加深等变化。哺乳期妇女怀孕后乳汁明显减少。④基础体温测定：一般女性排卵后体温升高 0.3 ～ 0.5 ℃，若高温相18天持续不降则提示早孕可能性大。⑤妊娠试验：早早孕试纸检测尿液，结果阳性可初步诊断为怀孕。另外，通常受精后8 ～ 10天即可在孕妇血清中检测到 hCG 浓度升高。⑥超声检查：停经35天时，宫腔内可见到圆形或椭圆形妊娠囊。

2. 如何计算预产期？

①对于月经周期规律的妇女，根据末次月经的日期推测预产期，即按末次月经第1天算起，月份减3或加9，日数加7（农历加14）。实际分娩日期与推算的预产期有可能相差1 ～ 2周。

②对于月经周期不规律或处于哺乳期月经未来潮而再次怀孕的妇女，可根据早孕反应开始出现的时间、胎动开始时间、子宫底高度和超

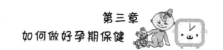

声检查的结果推算预产期。一般早孕反应于停经 6 周左右出现，12 周左右多自行消失。初产妇一般在妊娠 20 周可感觉到胎动，经产妇感觉到胎动的时间会略早于初产妇。

3.孕期还需要补充叶酸吗？

叶酸是一种水溶性维生素，怀孕初期缺乏叶酸会影响胎儿大脑和神经系统的正常发育，严重者还会导致胎儿脊柱裂或无脑畸形。另外，叶酸缺乏还可引起高同型半胱氨酸血症，影响胎儿早期心血管发育，增加母体血管疾病的危险。研究表明，充足的叶酸摄入能够将婴儿神经管畸形的发生危险降低 70%。因此，育龄妇女应从计划妊娠开始，尽可能早的多摄取富含叶酸的动物肝脏、深绿色蔬菜及豆类。由于叶酸补充剂比食物中的叶酸能更好地被机体吸收利用，建议从孕前 3 个月开始每天补充叶酸 0.4 ～ 0.8 mg 或含叶酸的复合维生素，并维持至整个孕期结束。既往发生过胎儿神经管缺陷的孕妇，则需每天补充叶酸 4 mg。

4.怀孕多少周属于孕早期、孕中期、孕晚期？

临床孕周从末次月经第 1 天开始计算，全过程约为 280 天，7 天为 1 周，即 40 周。通常所说的孕期分为孕早期、孕中期和孕晚期。孕早期：≤ 13^{+6} 周；孕中期：14 ～ 27^{+6} 周；孕晚期：≥ 28 周。

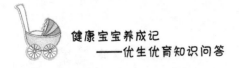

5. 孕早期应该注意什么？

①妊娠早期应完成首次产前检查，确定孕妇和胎儿的健康状况，估计和核对孕周或胎龄，同时制订产前检查计划。

②注意营养均衡，能量充足。

③注意补充叶酸和多种维生素。

④慎用药物，如必须使用药物，则需在医生指导下用药。

⑤避免接触有毒有害物质，如放射线、高温、汞、苯、砷、农药等，避免密切接触宠物。

⑥改变不良的生活习惯（如吸烟、酗酒、吸毒等）及生活方式；避免高强度的工作、高噪声环境和家庭暴力。

⑦保持心理健康，解除精神压力，预防妊娠期心理问题的发生。

⑧如果在妊娠早期出现停经后阴道流血和腹痛，应及时去医院就诊。

⑨注意原发病的治疗，例如，慢性高血压、心脏病、糖尿病、肝肾疾病、系统性红斑狼疮、血液病、神经和精神疾病等，及时去相关学科门诊就诊。

6. 如何缓解早孕反应的症状？

早孕反应是指在停经 6 周左右出现畏寒、头晕、流涎、乏力、嗜睡、食欲缺乏、喜食酸物、厌恶油腻、恶心、晨起呕吐等症状，可能与体内 hCG 浓度升高、胃肠道功能紊乱、胃酸分泌减少及胃排空时间延

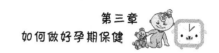
长有关。大多孕妇在孕12周后症状会自行缓解，只有约10%的孕妇会持续整个孕期。孕期应建立良好的饮食习惯，少食多餐，多吃易消化的食物；餐后避免弯腰和平躺，并适当活动；保持情绪稳定；服用氢氧化铝等抑酸剂可缓解症状。如果呕吐症状严重，属于妊娠剧吐，需要及时就诊和住院治疗。

7. 孕期应该做哪些检查？

随着我国二孩政策开放，高龄妇女可能是最值得我们注意的群体，随着年龄的增长，妊娠期间伴随的相关并发症也随之增加，例如，年龄大于35岁、既往有剖宫产史、既往有妊娠合并症和并发症等。因此，在整个怀孕期间要定期做产前检查，了解孕妇的身体状况及胎儿是否正常。

孕期保健指南中推荐的产前检查孕周分别是：妊娠6～13^{+6}周，14～19^{+6}周，20～24周，24～28周，30～32周，33～36周，37～41周。有高危因素者，可酌情增加次数。每次产前检查时除常规产科检查外，还需做其他辅助检查项目，如血尿检查、B超等。另外，在妊娠的某些特殊阶段要注意完成以下检查：妊娠11～13^{+6}周超声NT筛查；妊娠15～20周母体血清学产前筛查；妊娠18～24周胎儿系统超声筛查；妊娠24～28周妊娠期糖尿病筛查；妊娠34周开始电子胎心监护等。对于某些高危人群，还需要在妊娠16～21周时进行羊膜腔穿刺检查胎儿染色体核型。因此，孕期要在医生指导下定期进行各项检

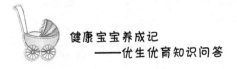

查，及时发现异常，及时处理，保证母婴安康。

8．孕期超声检查都应该在什么时候做?

定期进行超声检查是孕期健康检查的重要手段，具体检查时间如下。

①孕 40 ～ 50 天：了解妊娠情况，排除宫外孕、胚胎停育、子宫瘢痕妊娠等。

②孕 11 ～ 13^{+6} 周：测量胎儿颈透明层（NT），是孕早期染色体疾病筛查的指标。

③孕 18 ～ 24 周：系统超声筛查，评估胎儿结构是否存在异常。

④孕 19 ～ 22 周：胎儿心脏超声检查，筛查心脏的基本结构是否正常。

⑤孕 32 ～ 34 周：超声动态观察，进一步除外胎儿畸形。

⑥分娩前：超声检查评估胎儿大小、胎产式、胎方位及胎先露，为分娩提供依据。

再次妊娠孕妇若既往有两次或以上流产或早产史应在孕中期警惕流产或早产。糖尿病患者或既往妊娠期糖尿病患者再次妊娠应着重监测胎儿体重，以防胎儿体重过大。双胎妊娠孕妇在妊娠早期增加超声检测次数，以防发生一系列并发症。

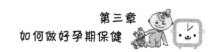

9. 超声检查没问题就说明胎儿很健康吗？

　　超声检查在产前检查中起着至关重要的作用，尤其对于高龄孕产妇及既往有剖宫产史再次妊娠的高危人群来说，超声检查更为重要。超声检查可以密切监测胎儿宫内情况，发现胎儿可能存在的异常情况。但超声检查不是万能的，它也存在一定的局限性。超声检查主要筛查胎儿外观及器官结构的一些较大畸形，一些微小畸形难以发现，对各器官功能异常及代谢疾病的监测意义不大。在孕早期行超声检查时，即使用最好的设备和最富有经验的医生，许多严重结构畸形可能因妊娠中晚期进展而在早孕期无法预测或检测。在孕中期虽然许多先天畸形可被检出，但需要强调的是，有些微小畸形很难被监测，如室间隔缺损诊断较为困难，尤其是缺损小于 2 mm 时不能被检出，甚至有些疾病只有在妊娠后期或出生后才表现出来。

10. 产前诊断应该在什么时间做？

　　产前诊断方法主要包括两类：一类是胎儿影像或胎儿外观直接观察，另一类是胎儿组织分析。不同诊断方法的适宜时间有所不同。

　　影像学方法包括超声检查、胎儿镜、磁共振等。超声检查时间已在第 8 个问题详细说明；胎儿镜早孕阶段检查时间在妊娠 8 ～ 12 周进行，中孕阶段以 20 ～ 30 周内检查为宜；磁共振产前诊断主要是对不确定的超声发现做进一步评估。

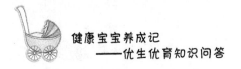

胎儿组织分析可分析胎儿染色体核型、细胞生化成分或基因组成等。包括胚胎植入前诊断、绒毛穿刺取样、羊膜腔穿刺术、脐带血穿刺技术等。胚胎植入前诊断是在实行辅助生殖治疗时，在进行胚胎移植前进行；绒毛穿刺时间为妊娠 9 ~ 11 周；羊膜腔穿刺时间为妊娠 16 ~ 21 周；脐带血管穿刺时间为妊娠 18 周至足月均可。当有各种可疑时，可以有针对性地选择适宜的产前诊断方法。

11. 唐氏筛查应该在什么时间做？

唐氏筛查是唐氏综合征产前筛选检查的简称。目的是通过化验孕妇的血液，检测母体血清中甲胎蛋白、绒毛促性腺激素和游离雌三醇的浓度等，结合孕妇的年龄、体重、孕周、病史等方面进行综合风险评估，得出胎儿罹患唐氏综合征、18- 三体综合征和开放性神经管缺陷的风险度。

唐氏筛查时间及方法：孕早期唐筛在孕 11 ~ 13^{+6} 周进行，通常采用二联法，即母体血清中 β-hCG 和妊娠相关血浆蛋白 A。孕中期唐筛在孕 15 ~ 20^{+6} 周进行，通常采用三联法，即母体血清中甲胎蛋白、绒毛促性腺激素和游离雌三醇。

12. 何时检测孕妇血糖水平？

所有育龄期女性在孕前及孕期都应严格控制血糖。孕妇在孕 6 ~ 8

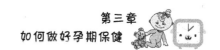
周首次检查时就应进行空腹血糖的检查，在 24 ～ 28 周进行糖尿病筛查。既往有过妊娠期糖尿病患者再次妊娠时更需加强监测。

对所有未被诊断为孕前糖尿病或妊娠期糖尿病的孕妇，在妊娠 24 ～ 28 周时进行糖耐量实验（OGTT）。做实验前禁食至少 8 小时，试验前连续 3 天正常饮食，检查期间静坐、禁烟。检查时，5 分钟内口服 75g 葡萄糖的液体 300 ml，分别抽取孕妇服糖前及服糖后 1 小时、2 小时的静脉血（从开始饮用葡萄糖水计算时间），测定血糖水平。孕妇具有妊娠期糖尿病高危因素者，如首次 OGTT 结果正常，必要时可在妊娠晚期重复 OGTT。如果没有定期进行孕期检查，首次就诊时间在妊娠 28 周以后，那么首次就诊时就应检查 OGTT。

13. 胎心监护从什么时间开始做?

胎儿在宫内情况肉眼难以观察，我们可以通过电子胎心监护评估胎儿宫内状态，及时发现胎儿宫内缺氧，以便采取进一步措施。具体开始时间和频率应根据孕妇情况及病情进行个体化应用。对于高危孕妇，如妊娠期高血压疾病、妊娠合并糖尿病、有胎死宫内等不良孕产史、双胎妊娠、胎儿生长受限、羊水偏少、胎动减少等，电子胎心监护可从妊娠 32 周开始。如患者病情需要，最早可从妊娠 28 周开始。低危孕妇一般不推荐常规进行电子胎心监护，但当其出现胎动异常、羊水量异常、脐血流异常等情况时，应及时进行电子胎心监护，以便进一步评估胎儿情况。

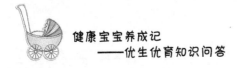
14. 孕妇如何监测胎动?

初产妇在妊娠 20 周时可以感觉到胎动，经产妇感觉略早。计数胎动是监测胎儿状况的一种经济方便的方法。但是每个胎儿运动规律不同，每个孕妇需观察自己宝宝的运动规律。临床上常采用胎动自测法：孕妇每天早、中、晚共 3 次卧床计数胎动，每次 1 小时，相加乘以 4 即为 12 小时胎动。若胎动 ≥ 30 次 /12 小时或 ≥ 4 次 / 小时为正常；若连续 2 日胎动 ≤ 3 次 / 小时，则为异常。当孕周超过 28 周若孕妇无法确定胎动是否减少时，可以左侧卧位计数 2 小时内准确的胎动数，2 小时内准确计数的胎动数达到 10 次即为满意的胎动，否则需及时到医院就诊。

15. 如何监测孕妇的体重增长?

怀孕后由于胎儿生长和孕妇自身生理变化，体重会随着孕周增加而逐渐增加。根据孕妇孕前身高、体重不同，孕期体重增长值不同。妊娠早期的体重增长不明显，可增加 0.5 ~ 2 kg。妊娠足月时体重平均增长 12.5 kg。

单胎妊娠者妊娠中晚期的体重增长建议如表 3.1 所示。

表 3.1　单胎妊娠者妊娠中晚期体重增长建议

	BMI	孕期增长 / kg	孕中、晚期每周增加体重 / kg
偏瘦	<18.5	12.71 ~ 18.16	0.45（0.45 ~ 0.59）
正常	18.5 ~ 24.9	11.35 ~ 15.89	0.45（0.36 ~ 0.45）
超重	25.0 ~ 29.9	6.81 ~ 11.35	0.27（0.23 ~ 0.32）
肥胖	≥ 30.0	4.99 ~ 9.08	0.23（0.18 ~ 0.27）

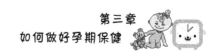

对于双胎妊娠者建议孕前体重，正常孕妇孕期增重 16.8 ～ 24.5 kg，超重孕妇孕期增重 14.1 ～ 22.7 kg，肥胖孕妇孕期增重 11.3 ～ 19.1 kg。

16．孕期饮食应该注意什么？

为了适应妊娠期间增大的子宫、乳房、胎盘、胎儿生长发育的需要，孕妇妊娠期所需的营养必定高于非妊娠期。妊娠期增加营养，关键在于所进食物应保持高热量，含有丰富的蛋白质、脂肪、糖类、微量元素和维生素，但要注意营养和热量的均衡，平衡膳食，合理补充。做到"荤素搭配，粗细兼备，少吃多餐，品种多样"。肥胖或糖尿病患者妊娠时更应注意营养的合理补充，适时监测与控制孕妇血糖及体重变化，有利于母儿健康。

目前，我国孕妇营养存在的主要问题包括如下方面。

①超量进食，导致巨大儿增多，难产及手术产率升高；

②食物过于精细，导致某些营养素缺乏，反而影响胎儿发育；

③营养素缺乏或未在医生指导下正规补充，甚至滥用营养素从而导致不良后果。

17．孕期如何补钙？

钙是维持人体健康所必需的一种元素，也是人体内含量最多的无机元素。孕期缺钙会导致孕妇小腿抽筋、牙齿松动、腰酸背痛等，还会增

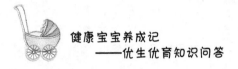
加软骨病、妊娠期高血压的发病率。对于胎儿，孕期缺钙会影响胎儿牙齿、骨骼的发育。那么，有二胎计划的女性孕前需要补钙吗？答案是肯定的，女性从孕前就应该注意钙的补充。孕期约有 2530 g 的钙经母体传递给胎儿，孕早期胎儿每天增加 7 mg 的钙，孕中期每天增加 10 mg，而钙的大量增加主要集中在孕晚期，大约每天 350 mg。只有钙量充足，胎儿的骨骼和牙齿才能强壮，心脏、神经和肌肉才能健康。

孕期补钙需要食补药补相结合。食物中，牛奶、芝麻、鸡蛋、豆制品中都含有丰富的钙质。但是孕妇需要大量的钙质，仅靠食物补充还是不够的，应选择补钙产品一同补充。同时添加维生素 D 促进钙吸收。建议孕中期每天钙的摄入量为 1000 mg，孕晚期每天增至 1200 mg，以服用枸橼酸钙为佳。牛奶及奶制品中含有较多的钙且容易被吸收，建议孕妇多饮用牛奶和奶制品。

18. 孕期需要额外补铁吗？

世界卫生组织报道，全球孕妇贫血患病率在 50% 以上，发展中国家则可高达 75%，其中缺铁性贫血最为常见。妇女在怀孕期间铁的需要量猛然增加，此时的孕妇不但每天要供给自身需要的铁营养，而且还要为胎儿的生长发育提供足够的铁营养，这样就必然带来铁的需求量过大而供给量不足的问题。尤其需要注意的是，妊娠后半期所需要的铁的数量很难通过日常膳食来满足，孕妇缺铁的危险性非常高。所以，对于那些怀孕的妇女，提倡尽早补铁，以预防孕期铁缺乏，防止贫血。所有孕

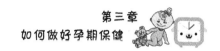

妇在孕期均应给予饮食指导，最大限度地提高铁的摄入和吸收。我国专家推荐在血铁指标监控下推荐孕期每日补铁 25 ～ 35 mg，如果明确有孕期缺铁性贫血者，应补充更多的铁。为了避免食物抑制铁的吸收，建议进食前 1 小时口服铁剂，与维生素 C 共同服用，以增加吸收率。另外，还需注意口服铁剂，避免与其他药物同时服用。

19. 孕期如何进行口腔保健？

妊娠期由于雌激素水平的增加，齿龈肥厚，易充血、水肿、出血，孕妇患口腔疾病的风险大大增加。有比较充分的证据表明，孕妇患有牙周病可导致婴儿早产或低出生体重儿，孕妇的口腔健康水平对胎儿、婴儿的口腔健康均会产生影响。

女性在计划怀孕时就应主动接受口腔健康检查，尤其是全面放开二孩政策后，已经存在口腔问题的高龄女性应及时发现并处理口腔内的疾病或隐患，做到早发现、早预防、早治疗，防患于未然，避免在怀孕期间可能因为发生口腔急症带来的治疗不便和风险。

妊娠期间，要坚持做到每天早晚刷牙，饭后漱口，掌握正确的刷牙方法、选择合适的牙刷种类。根据口腔情况选择牙膏的品种，口腔科医生可给予专业指导。发现牙龈出血或不适时及时到口腔科就诊。

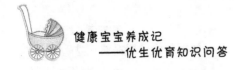
20．孕期乳房会有哪些变化？

妊娠后，乳腺管、小叶、乳腺泡等乳腺组织迅速增加，乳房逐渐增大，乳晕和乳头也会发生变化，重量是孕前的两倍，为分泌乳汁做好准备。乳腺在妊娠期间的变化可以分为3个阶段。

①妊娠早期（妊娠最初3个月）：乳房于妊娠早期开始增大，充血明显，孕妇常感到乳房发胀或刺痛，浅静脉明显可见。乳头、乳晕增大、颜色加深，易勃起。乳晕上的皮脂腺肥大形成散在的结节状小隆起，称为蒙氏结节。

②妊娠中期（妊娠4～6个月）：乳房体积明显增大，乳晕扩大，乳晕及皮肤着色加深，皮下可见浅静脉扩张，可出现白纹。

③妊娠后期（妊娠7个月后）：妊娠末期开始分泌初乳，轻轻挤压乳头时可有少许淡黄色稀薄液体流出。

孕期可每天用温水清洗乳房，穿合适的内衣，最好选择专门的孕妇胸罩，并随着不同阶段的变化更换调整，尽量不要穿化纤类或羊毛类内衣，避免纤小细毛从乳头开口处逐渐进入乳腺导管，造成乳腺堵塞而影响产后哺乳。对于有过流产史、早产史等症状的孕妇要尽量避免对乳头的刺激，以免引起宫缩而导致流产。

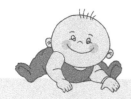

第四章

如何做好产时保健

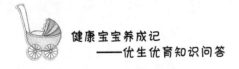
1. 自然分娩有哪些好处?

您的宝宝自幼住在一个门关的很紧的房子里,随着他的逐渐长大、成熟,想从房间里出来,正常的情况下是门打开自己"走"出来,这就是我们常说的自然分娩,又称顺产或阴道分娩。这种分娩方式对宝宝和妈妈都有好处。

对宝宝的好处:

①有利于建立正常的呼吸。

②有利大脑的发育。

③增加宝宝的免疫力。

对妈妈的好处:

①产后恢复快。生产当天就可以下床走动,饮食生活很快恢复正常,有充分的精力和体力照顾宝宝。产后可以早期进行锻炼,有利于体形恢复。

②产后可立即进食,可喂哺母乳。

③产妇损伤小,住院时间短(一般3～5天可以出院),花费较少。

④减少了麻醉意外、产后出血等状况,并发症少。

⑤再次怀孕更安全。

2. 预产期快到了,准妈妈应该做哪些准备?

孕妇在分娩前需要做3个方面的准备:精神准备、身体准备和物质

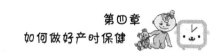

准备。其中，身体准备是最为重要的。

（1）精神准备

孕妇要树立自然分娩的信心，消除紧张恐惧的心理，用愉快的心情来迎接宝宝的诞生。丈夫应该给孕妇充分的关怀和爱护，医务人员也必须给予孕妇一定的支持和帮助。实践证明，思想准备越充分的孕妇，难产的发生率越低。

（2）身体准备

①睡眠休息：分娩时体力消耗较大，因此，分娩前必须保持充分的睡眠时间，分娩前午睡对分娩也有利处。

②生活安排：接近预产期的孕妇应尽量不外出和旅行，但也不要整天卧床休息，轻微的、力所能及的运动还是有好处的。

③性生活：临产前应绝对禁止性生活，以免引起胎膜早破和产时感染。

④洗澡：由于产后不能马上洗澡，因此，住院之前应洗澡。去浴室洗澡必须有人陪伴，以防止湿热的蒸汽引起孕妇的昏厥。

⑤家属照顾：双职工的小家庭在妻子临产期间，丈夫尽量不要外出。尤其夜间需有人陪住，以免半夜发生不测。

（3）物质准备

分娩时所需要的物品，怀孕期间都应陆续准备好，怀孕近37周时要把这些东西归纳在一起，放在家属都知道的地方，包括如下方面。

①产妇的证件：包括医保卡、就诊卡、身份证、母子保健卡及孕期产检资料。

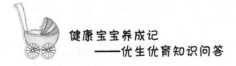

②婴儿的用品：内衣、外套、包布、尿布、小毛巾、围嘴、垫被、小被子。尤其出院包婴儿的用品必须事先包好，做好记号，免得家属接婴儿时准备不全。

③产妇入院时的用品：面盆、脚盆、牙膏、牙刷、大小毛巾、卫生纸、产褥垫、内衣、内裤、睡衣、浴巾等。分娩时需吃的点心及能量饮料也应准备好。

3．如何选择分娩方式？

分娩方式应该根据孕妇骨盆情况、胎儿大小、胎位及全身健康状况来决定。分娩方式有如下两种。

①自然分娩。自然分娩是指自然地等待阵痛的到来，经历各个产程经阴道分娩的方式。中途为了不让胎儿陷入危险，有时候偶尔也会使用产钳和吸引术等医疗处理。

②剖宫产。在不能通过产道分娩或者被判断为产道分娩危险性很高的情况下，采用将腹部切开，剖开子宫然后取出婴儿的一种分娩方法。存在骨盆异常、巨大儿、胎位异常、产程异常、胎儿宫内窘迫、前置胎盘、胎盘早剥，或孕妇合并严重的内科疾病、患活动期生殖器疱疹感染等情况时需要采取剖宫产方式。

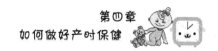

4. 头胎是剖宫产，二胎也需要剖宫产吗？

剖宫产后再次妊娠，一定要剖宫产吗？答案是不一定的，剖宫产术后再次妊娠的孕妇，是可以尝试阴道分娩的，但是需要密切监测。

首先，应在孕前或孕早期，进行 B 超检查子宫切口愈合情况及子宫切口瘢痕厚度。其次，怀孕期间应定期产检，在医生指导下做好孕期保健，避免胎儿过大，预防妊娠期各种并发症。最后，与医生充分沟通，客观了解孕期情况及阴道试产风险。虽然第一次剖宫产使再次妊娠的风险增加，如瘢痕妊娠、胎盘植入、凶险性前置胎盘、子宫破裂、产后出血等，但通过我们的努力，60% ～ 80% 是可以通过阴道分娩的。

5. 临产的先兆有哪些？

①假临产。在妊娠晚期，子宫会出现不规律收缩，尤其是在夜间更为明显，这种是正常的生理现象，有利于宫颈的成熟并为分娩发动做准备。

②胎儿下降感。由于胎头入盆，以及羊水量减少造成子宫底位置下降，使子宫对膈肌的压力降低。此时会自觉呼吸轻松，上腹部比较舒适，食欲增加，有时由于胎儿先露部压迫膀胱，会出现尿频。

③见红。接近预产期时阴道有少量的血性分泌物排出，一般见红后24 ～ 48 小时进入产程。见红的出血量不应大于月经量。

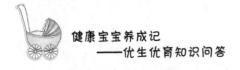
6. 产程有哪些阶段？

产程是指从开始出现规律宫缩，直到胎儿、胎盘娩出的全过程。分为如下 3 个阶段。

第 1 阶段：宫口扩张期，规律宫缩开始直至宫口完全扩张即开全为止。初产妇宫颈较紧，需 11～12 小时；经产妇宫颈较松，宫口扩张较快，需 6～8 小时。

第 2 阶段：胎儿娩出期，由宫口开全到胎儿娩出的全过程。初产妇需 1～2 小时；经产妇通常数分钟即可完成，也有的会长达 1 小时。

第 3 阶段：胎盘娩出期，由胎儿娩出后到胎盘胎膜娩出的全过程。一般需 5～15 分钟，不应超过 30 分钟。

7. 分娩时都应该注意什么？

临产前要通过有效的沟通渠道（如孕妇课堂等）了解分娩过程，消除紧张的情绪，树立自然分娩的信心。分娩过程中要做到如下几点。

①全程尽量放松，不要太紧张。分娩时由子宫收缩引起的疼痛，将会贯穿整个分娩过程。即将生产时，要控制好自己的情绪，别害怕担心，在比较紧张或阵痛间隔时间长的时候可以看看喜欢的电视节目、听听音乐等转移注意力。

②减轻产痛。采取自感舒适体位，在医师指导下可取直立位，（可坐、站、行走、蹲）或俯卧侧卧位。应用放松技巧、呼吸技巧、心理暗

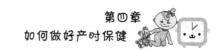

示等减轻疼痛。

③医生没喊你用力时不要用力。用力要用对，否则不但浪费力气、浪费时间，还会延长宝宝在产道的时间，甚至对宝宝造成不良影响，所以一定要按照医生讲得做。

④分娩时注意合理饮食，定期排尿、排便，这样能更好地预防产后尿潴留。

⑤不能做的事：一是不要从一开始就过分关注阵痛。二是不要详细记录什么，这会让自己感觉到紧张、疲劳，阵痛就愈加难忍。三是不要高声喊叫。持续地高声喊叫会打乱缓解阵痛的呼吸节奏。

8.每个产妇都需要会阴切开吗？

不一定。分娩时，助产士会根据胎儿的大小、会阴的弹性等因素综合考虑后决定是否行会阴切开术。当存在胎儿过大、胎儿宫内窘迫、早产、阴道助产、会阴体过长、缺乏弹性、瘢痕等情况，或产妇患有心脏病、高血压等，需要缩短第二产程时，会采取会阴切开术。孕期加强锻炼，尤其是有针对性地进行腹肌、盆底肌及大腿内侧肌群的锻炼可以降低会阴侧切率。

9.胎儿脐带绕颈很可怕吗？

脐带是母亲和胎宝宝之间相互联系的唯一通道，一端连于胎宝宝的

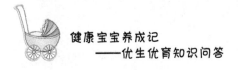

腹壁脐轮处，另一端附着于胎盘。胎宝宝借助脐带悬浮于羊水中，通过脐带血循环与母体进行交换，从母亲获得氧气及所需的各种营养物质，同时排出胎宝宝体内的废物。脐带发育的良好与否、有无异常对胎宝宝的健康发育起着无比重要的作用。

脐带缠绕是脐带异常的一种，可以缠绕宝宝颈部、腹部上下肢，以缠绕胎宝宝颈部最为多见，是脐带异常中最重要的类型之一。发现脐带绕颈后，不用过分紧张，孕妇需要注意胎动，保持情绪稳定，适当活动，注意生活规律。发生脐绕颈不一定都需要剖宫产，只有胎头不下降或胎心有明显异常（胎儿窘迫）时，才会考虑是否需要手术。

10. 第二胎妊娠分娩可能存在哪些风险？

如果第一胎是顺产，再次分娩时可能出现急产。从临产开始到分娩结束，全部过程不超过 3 小时者，称为急产。由于产程过急，可能发生如下并发症。

①产妇方面：产道严重裂伤，产后出血。

②胎儿方面：由于子宫收缩过强，间歇过短，胎盘血清循环常常阻断，导致胎儿缺氧，发生新生儿窒息，甚至死亡。

如果第一胎是剖宫产，第二胎还是有顺产机会的。有文献报道，瘢痕子宫阴道分娩成功率为 60% ～ 80%。但也有研究显示，有 1 次以上剖宫产史者，发生子宫破裂的风险是 0.9% ～ 3.7%（仅有 1 次剖宫产史者为 0.5% ～ 0.9%）。因此，有剖宫产史的产妇应加强产时监测。

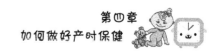

ⅠⅠ. 剖宫产后需要注意什么?

①术后饮食。应禁食禁水 6 ~ 8 小时,之后可开始进食流质饮食,如温水、小米粥等。饮食应清淡、易消化、营养均衡。未排气前进流质饮食,勿进食甜食及容易产气的食物。排气后可根据肠道恢复情况逐步过渡到普通饮食。

②体位。术后去枕平卧 6 ~ 8 小时。

③早吸吮早开奶。新生儿出生后(分娩后 60 分钟内)应尽早吸吮产妇乳房。频繁地吸吮可以促进产妇乳汁尽早分泌,使新生儿尽早吃到初乳,同时吸吮的过程可以帮助新生儿胃肠道建立正常菌群。

④排尿。拔掉尿管后,应尽早在有人陪伴下自行排小便。第一次下床排尿或活动前,请先在床边坐一会儿,最好有家属在旁边陪伴,以防晕倒。

⑤卫生。做好个人卫生,注意刷牙、勤换内衣裤。沐浴需待腹部切口拆线两周后进行。

⑥休息。注意休息,提高睡眠质量,以利于哺乳。

⑦活动。尽早下床活动,预防静脉血栓形成。

⑧避孕。产后注意避孕,一般剖宫产术后 6 个月可以放置宫内节育器。

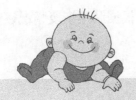

第五章

如何做好产后保健

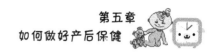
1. 什么是产褥期？

产褥期是胎儿、胎盘娩出后产妇身体、生殖器官和心理方面调适复原的一段时间，通常为 6～8 周。传统坐月子是指产褥期的前 30 天。在这段时间里，产妇应该以休息为主，调养身体，喂哺婴儿，促进全身器官各系统尤其是生殖器官的尽快恢复。

2. 产后饮食应注意什么？

①饮食宜清淡、高蛋白质，尤其在产后 5～7 天内，应以软饭、蛋汤等比较容易消化的食物为主，不要吃过于油腻和麻辣的食物。宜多喝些低脂肪、有营养的荤汤和素汤，如蛋汤、鱼汤等，且汤不要过咸。

②少食多餐，不可贪吃。每顿饭不宜吃太多，可以饿了再吃。应多吃蔬菜，适当地吃水果。

③保证补钙补铁的食物摄取量。富含钙质的食物有骨头汤、海带、牛奶、芝麻等。富含铁的食物有木耳、动物的内脏等。

④产后进食量不宜过多，因为过量的饮食会让产妇在孕期体重的基础上进一步导致肥胖。所以如果实行母乳喂养，奶水很多，食量可以比孕期增加 1/5 量；如果奶量正好够孩子吃，则与孕期等量亦可。

⑤最好以天然食物为主，不要过多服用营养品。可以选择食用一些专为孕妇或产妇设计的妈妈奶粉、多种维生素或钙片等。

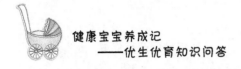

3. 产后饮食有哪些禁忌?

①产后忌喝高脂肪的浓汤。汤中的油、脂肪多了,奶水中的脂肪量也会增加,容易导致孩子拉肚子。

②产后忌食生冷。产后产妇的代谢能力降低,体质大多从内热到虚寒。所以不宜吃生冷食物如冷饮、冷菜、凉拌菜等,苦瓜、枸杞菜、萝卜缨、芹菜等过于凉性的菜肴也要少吃。冰箱里的水果和菜最好温热过后再吃。

③产后忌吃辛辣温燥食物。辛辣温燥食物可使产妇虚火上升,出现口舌生疮,大便秘结或痔疮等症状,也可能通过乳汁使婴儿内热加重。

④产后忌大补。产后适当地补充人体所缺的营养品或是中药是有利于身体的平衡健康的,但不适当或过量地补充反而有害身体。

⑤产后忌马上节食。产后马上节食有伤身体。

⑥产妇忌久喝红糖水。适量喝红糖水对产妇、婴儿都有好处。但久喝对子宫复原不利。产后喝红糖水的时间,一般以产后7～10天为宜。

⑦剖宫产术后24小时内禁食蛋类及牛奶,以避免肠胀气。

4. 产妇产后饮食推荐食谱

(1)产后第1、第2周

产后第1、第2周目标是"利水消肿",使恶露排净。因此,绝对不能大补特补。

①产后第1周的饮食：

a.麻油猪肝或猪肝（适合在早上、中午食用）、山药排骨汤、红枣银耳汤，帮助子宫排出恶露与其他废物。

b.可以喝一点蛋汤、鱼汤等较为清淡的汤（鱼汤要先去掉上层的油，汤不要过咸）。

c.还可以吃些清淡的荤食，如肉片、肉末。瘦牛肉、鸡肉、鱼等，配上时鲜蔬菜一起炒，口味清爽营养均衡。

d.适量的橙子、柚子、猕猴桃等水果也有开胃的作用。

②产后第2周的饮食：

a.麻油猪腰、花生炖猪脚、鱼汤等可以活化血液循环，预防腰酸背痛。

b.每天补充2000～2500 ml水分。

（2）产后第3、第4周

这时候的恶露将要干净，从而进入进补期，做菜时适当加米酒，以促进血液循环，帮助恢复体力。少食多餐，切勿油腻。

5.产后休养环境应注意那些问题？

①室内温度、湿度适宜。温度宜在20～24 ℃，湿度为55%～65%。

②保持室内空气清新。经常开窗通风换气，每天要保证2次通风，每次大概15分钟，这样可以预防生病并利于孩子身体和大脑的发育。

③室内要有充足的阳光。产妇最好住南面的房间，充足的阳光可以

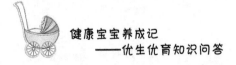
让人感到心情舒畅，并有利于观察孩子的一些变化。

④不宜睡太软的床，母婴同室，家庭和睦。

6. 产褥期如何注意个人卫生？

①产褥期应该像平时一样洗漱、刷牙、洗脸、洗脚、梳头，饭前便后洗手，喂奶前洗手。

②出汗多还要勤洗澡、勤换衣服，注意预防感冒，洗澡应采取淋浴，不要盆浴，以免脏水进入阴道引起感染，用具要清洁。

③注意保持外阴部清洁，产后阴道有恶露排出，每天用温开水洗外阴，勤换内裤与卫生垫。大小便后避开伤口，用清洁卫生纸从前向后擦净，以免肛门周围细菌逆行造成感染。仔细观察会阴伤口有无渗血、肿胀等，如有异常应及时看医生。卧床休息时向会阴伤口对侧侧卧，可以有效减轻伤口疼痛。

④乳房保持清洁干燥，经常擦洗，每次哺乳前后都要做乳房的清洁。

7. 产后什么时候开始活动？

产后应尽早下床活动。无特殊情况经阴道分娩的产妇在 4～6 小时后可下床排尿，第 2 天可适当下地活动。剖宫产术后双脚恢复知觉后，就要进行肢体活动，24 小时后应该练习翻身、坐起，并下床慢慢活动。当导尿管拔除后应多走动，这样不仅能增加胃肠蠕动，还可预防肠粘连

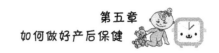

及静脉血栓形成等。但应注意不能做重活、累活，否则易诱发子宫出血及子宫脱垂。

8.产后怎样进行体操锻炼？

适当开展产后体操锻炼，能够帮助产妇较快地恢复机体的生理机能，恢复盆底肌和腹肌的肌力，恢复健美的体形。一般顺产的产妇可以从第 3 天开始锻炼，会阴有侧切口的产妇可以从产后第 7 天开始，剖宫产的产妇可以从产后第 15 天开始锻炼，运动量逐渐增加，以不疲劳为限。

常见体操锻炼包括如下方面。

①深呼吸运动：产妇平躺，全身放松，用腹部做深呼吸，在呼气时收缩腹部。

②胸部运动：仰卧平躺，两手臂向左右两侧伸直，接着向上举起直到双手掌碰触后再恢复原状，左右两侧平放。

③颈部运动：产妇平躺，四肢伸直，再将头部向前屈，使下颌贴近胸部。

④腿部运动：仰卧平躺，四肢伸直，双手置于身体两侧，将一腿抬高，足尖伸直，膝部保持平直，然后将腿慢慢放下，再换另一侧，交替 5 次。

⑤臀部运动：仰卧平躺，将一腿抬高、屈膝，使大腿靠近腹部，小腿贴近臀部，然后再伸直、放下，左右交替。

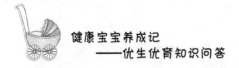
⑥产道收缩运动：仰卧平躺，双腿分开，双足着地，抬高臀部，并使膝部呈直角，身体用足跟和肩部支撑，接着再使双膝靠拢，紧缩臀部肌肉。

⑦子宫复原运动：身体俯卧，双膝分开与肩同宽，腰部伸直，脚部与地面成直角。

⑧腹部运动：平躺后用腰和腹部力量使身体坐起，有助于腹壁肌肉的收缩。

9. 如何观察产后恶露？

恶露一般指产后自阴道排出的坏死脱落的组织。产后恶露的颜色及内容随时间而变化，一般持续 4～6 周。最初 3～4 天恶露中血液及坏死脱膜较多，色红，为血性恶露；以后血液逐渐减少，呈褐色，为浆液性恶露；持续约 10 天时恶露呈黄白色，为白色恶露，持续约 3 周干净。正常恶露有血腥味但不臭，如果恶露有臭味或血性恶露持续 2 周以上，即为异常，应到医院就诊。

10. 产后多长时间恢复月经？

产后月经恢复的时间因个体情况不同而异。一般来说，不哺乳产妇通常在产后 6～10 周月经复潮，在产后 10 周左右恢复排卵。哺乳产妇的月经复潮延迟，平均在产后 4～6 个月恢复排卵。产后月经复潮较晚

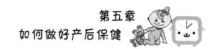

者，首次月经来潮前多有排卵，故产妇月经虽未复潮，仍然存在着怀孕的可能。所以，产后只要开始有性生活，就应当采取避孕措施。

11. 剖宫产术后应注意什么？

①尽快进食。剖宫产术后 6 小时以内禁食，6 小时后宜服用一些排气类食物（如萝卜汤等），以增强胃肠蠕动，促进排气，减少腹胀，并使大小便通畅。第 2 天可进食半流质的食物，但一些容易发酵产气多的食物，如糖类、黄豆、豆浆、淀粉类食物，应少吃或不吃，以防腹胀更加严重。

②尽早活动。术后知觉恢复后，就应该进行肢体活动，24 小时后应该练习翻身、坐起，并下床慢慢活动。当导尿管拔除后应多走动，这样不仅能增加胃肠蠕动，尽早排气，还可预防肠粘连及静脉血栓形成而引起其他部位的栓塞。

③及时大小便。术后产妇应按平时习惯及时大小便，预防尿路感染、便秘。术后第 2 天导尿管拔除后 3 ~ 4 小时应排尿，以达到自然冲洗尿路的目的。

④保持伤口清洁。注意及时按要求给予伤口换药，术后若产妇体温高，而且伤口痛，要及时检查伤口，预防伤口感染。同时注意如果经期时伤口处持续胀痛，甚至出现硬块，则应及早去医院就诊。

剖宫产后建议 2 年后再怀孕。

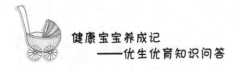

12. 产后如何避孕？

①产后 42 天内禁止性生活，42 天后经过复查，确认身体恢复正常后，可以恢复性生活。②母乳喂养期间最好选用避孕套避孕，不宜口服避孕药。③如选择宫内节育器，阴道分娩者一般在产后 42 天～ 3 个月；剖宫产者术后 6 个月，可在月经干净后 3 ～ 7 天放置。④母乳喂养期间口服避孕药应选择不含雌激素，仅含孕激素的不孕药物。

13. 产后什么时候检查，都查哪些项目？

产后 3～7 天内，应接受社区卫生服务中心／乡镇卫生院医生的家访。

产后 6 ～ 8 周，是新妈妈全身器官由孕期逐步恢复到孕前状态的重要时期，因此，产后 42 天也要进行必要的体检。正常产妇到社区卫生服务中心／乡镇卫生院进行健康检查，而孕产期发生合并症／并发症的异常产妇需要去分娩医院检查。一般体检包括全身检查和妇科检查，如体重、血压、血常规、尿常规等，如有内科合并疾病或妊娠期并发症还需要做相关检查。妇科检查主要是了解子宫复原、会阴和阴道的裂伤或缝合口、子宫颈口恢复情况，以及骨盆底肌肉托力、双侧输卵管及卵巢、产后恶露等情况。另外，需要做乳腺检查，了解泌乳情况。通过检查，医生会对产妇的恢复情况进行整体评估，以便发现异常情况并做积极处理。同时，还会对产妇进行产后康复、营养及避孕指导等。

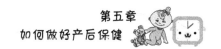

14. 产后出现以下症状及时就医

①腹痛；②阴道分泌物有臭味；③阴道流血突然增多；④发烧；⑤乳房红、肿、热、痛。

15. 警惕发生产后抑郁症

产后抑郁症是指产妇分娩后出现的抑郁症状，是产褥期精神综合征中最常见的一种类型。一般在产后 6 周内第一次发病，表现为抑郁、悲伤、沮丧、哭泣、易激动、烦躁，重者出现幻觉或自杀等一系列症状为特征的精神紊乱。产妇经历了妊娠及分娩的激动与紧张、精神极度放松、对哺育婴儿的担心、产褥期的不适等均可造成产妇情绪的不稳定，尤其在产后 3～5 天，可表现为轻度抑郁。所以应帮助产妇减轻身体不适，家人多给予产妇精神关怀、鼓励和安慰，使其恢复自信。发现抑郁严重者，应及时送其到医院就医。

16. 产后为什么要做盆底功能康复训练？

由于怀孕和分娩可造成女性盆底支持组织结构的损伤，产后如不及时恢复，可出现下腹坠胀、阴道松弛、性生活不满意、尿失禁（即咳嗽、打喷嚏、大笑或提重物时发生漏尿）、慢性盆腔疼痛、子宫脱垂、阴道前/后壁脱垂、便秘、腹泻等盆底功能障碍性疾病。因此，建议所

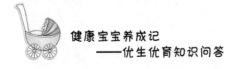

有产妇产后要做盆底功能康复训练。

17.产后盆底功能障碍康复的常见方法

①缩肛运动：是产后盆底康复的最基本方式，一般情况下，顺产妇女在产后 12 小时后、剖宫产妇女在麻醉消失后就可以进行缩肛运动，缩肛运动应每次收紧不少于 5 秒后再放松，连续做 15 ～ 30 分钟，每天进行 2 ～ 3 次。

②家庭功能康复器：俗称阴道哑铃，由 3 ～ 5 个带有金属内芯的塑料球囊组成，球囊的形状和体积相同，而重量从 20 ～ 70 克不等。训练时从最轻的球囊开始，在阴道内保留 1 分钟，逐渐延长保留的时间。当患者可以保留 10 分钟以上，在咳嗽、大笑、跑步等情况下仍不脱出后，增加球的重量。一般每次 15 分钟，每天 2 ～ 3 次，持续 3 个月，80% 的患者可获成功。

③盆底电刺激：需要在医生帮助下，借助仪器，利用肌电探头通过电流刺激盆腔脏器或者是其所支配的神经，使肌肉达到被动锻炼效果。

④生物反馈：需要在医生的帮助下，借助现代仪器将患者某些生理功能加以描记；同时转换为声、光等反馈信息，患者根据反馈信号学习调整不随意的内脏功能和其他躯体功能，达到防治盆底疾病的目的。

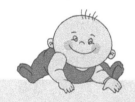

第六章

怎样做好母乳喂养

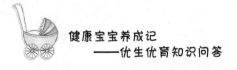
1. 母乳喂养有何好处？

母乳是妈妈给予婴儿的第一笔人生"财富"。母乳营养丰富、安全卫生、经济方便，能满足6个月内婴儿全部营养的需要。母乳含有丰富的抗感染物质，可预防婴儿呼吸道感染、腹泻和过敏性疾病，可以降低成年肥胖、哮喘、糖尿病等慢性疾病发生的风险，促进婴幼儿生长发育及认知发育。母乳喂养可以增加母子感情，加快产妇子宫收缩，减少产后出血，降低乳腺癌、卵巢癌和骨质疏松的发生概率，还有助于产妇体形恢复。

2. 产后什么时间开始哺乳？

正常产妇一般产后30分钟内就可以给孩子喂母乳了，因为出生后第1小时是个敏感期，出生后20～30分钟时吸吮反射最强，如果此时没有得到吸吮体验，将会影响以后的吸吮能力。通过哺乳既能刺激乳汁分泌，又可以反馈性地促进产妇子宫收缩，有助于产后恢复。如果是剖宫产的产妇，孩子娩出后在手术室与母亲贴贴脸，回到产后休息室即可在医务人员帮助下早开奶。

3. 为什么分娩后要早接触、早吸吮？

（1）早接触，只属于妈妈和孩子的"第一次"

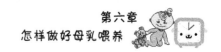

母亲和孩子的这种亲密接触是只属于妈妈和宝宝的"第一次"，这个"第一次"妈妈们一定要记住两个 30 分钟，即母婴皮肤接触应在分娩后 30 分钟以内开始，接触时间不得少于 30 分钟。当孩子从母体娩出后，妈妈可以将新生儿赤裸地放在胸前，搂抱着自己的孩子，母子肌肤相接，让孩子开始吸吮。这样可以让母子二人建立起最初的亲密互动，增强感情交流，有利于婴儿情绪稳定及婴儿大脑神经系统的发育，同时可以激发出母亲更多的母爱，从而缓解生产的身心疲惫。

（2）早吸吮，科学母乳喂养的关键第一步

早吸吮对于科学母乳喂养至关重要。新生儿的吸吮反射于出生后 20 ～ 30 分钟时最强，30 分钟后则开始减弱，让孩子尽早地吸吮乳汁，会给宝宝留下一个很强的记忆，在以后就可以很好地进行吸吮了。让新生儿尽早地吸吮母亲的乳头可及早建立泌乳反射和排乳反射，使母亲体内产生更多的催产素和泌乳素。前者增强子宫收缩，减少产后出血；后者刺激乳腺泡，提早使乳房充盈，有利于母乳喂养成功。

4. 初乳的重要性是什么？

一般把生后 4 ～ 5 天内的乳汁称作初乳。初乳外观黏稠，颜色发黄或清亮，是婴儿最好的食物。

①初乳含有各种营养成分，能使婴儿获取生长发育所需的全部营养素。

②初乳含有比成熟乳较少的脂肪和乳糖，适合新生儿消化吸收。

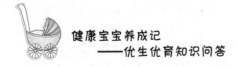

③初乳有轻微通便作用，帮助婴儿清理肠腔内的胎粪，从而排出胆红素，预防黄疸。

④初乳含有更多的抗体，能增强人体免疫功能。

⑤初乳含有生长因子，有助于肠腔发育，预防婴儿发生过敏。

5. 如何促使母乳喂养成功?

①首先应充满信心，相信母乳最有利于孩子的生长发育和智力开发。

②早吸吮、早开奶是母乳喂养成功，保证有足够乳汁分泌的重要措施。

③母婴密切接触，促进乳汁分泌。

④正常婴儿出生后，只吃母乳，不给任何水及其他代乳品，除非有医学指征。

⑤不要用奶瓶喂养代乳品，避免造成乳头错觉，致使婴儿不愿意吸吮乳头。

⑥坚持按需哺乳，特别是坚持夜间哺乳。

⑦社会和家庭的支持是促使母乳喂养成功必不可少的重要条件。

6. 如何能让乳汁多一些?

①按需哺乳：只要孩子饿了就可哺乳。

②延长喂奶时间：不要预先定下每侧乳房喂几分钟的死规矩，如果

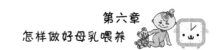

太快换到另一侧，孩子吃到的将会是两侧乳房的前奶，虽然能吃饱，但生长所需的热量会不够。

③左右交替喂奶：让孩子从一侧乳房开始吃 15 分钟左右，吃到吸吮强度变小、吞咽也减少后换到另一侧，直至吃奶结束。

④坚持夜间喂奶：最能刺激乳汁分泌的方法之一就是带孩子上床喂奶，这样可以使母亲和孩子都能放松下来，也能刺激更长时间、更为频繁地哺乳。

7. 哺乳期母亲可以用药吗？

能够影响母亲哺乳的药物，除了抗癌药物、放射性治疗和治疗精神病药物外，大多数药物并不会通过母亲乳汁对孩子产生影响。所以大部分情况下，母亲并不需要因为用药而停止母乳喂养。哺乳期的母亲如果患病，一定要及时到医院就诊，明确诊断后，除了禁忌药外，医生都会针对病情尽量用最低有效药物剂量进行治疗。

8. 哪些情况不宜进行母乳喂养？

①母亲患有严重疾病致使不能照顾婴儿的，如败血症。

②母亲患传染病正在传染期的暂时不能母乳喂养，如甲肝、肺结核、巨细胞病毒感染、水痘感染等。

③母亲患有严重的精神病且在服用镇静类精神治疗药物。

④母亲接触放射性碘 131，2 个月后可继续母乳喂养。

⑤母亲有疾病正在使用母乳喂养禁忌的药物，如放疗、抗代谢或化疗药物。

⑥吸毒或静脉注射毒品的母亲戒毒前不适宜母乳喂养。

9. 母乳喂养姿势有哪些？

安全正确的母乳喂养姿势有 4 种：摇篮式、交叉式、橄榄式（环抱式）、侧躺式。

（1）摇篮式

这是最传统的姿势。用一只手的手臂内侧支撑宝宝的头部，另一只手放在乳房、乳晕上。在孩子身下垫一个垫子，哺乳会更轻松（图 6.1）。

（2）交叉式

相比于摇篮式的姿势，把孩子的身体稍微倾斜一点，这样孩子吃奶时，嘴的角度会有所变化，更容易吸奶（图 6.2）。

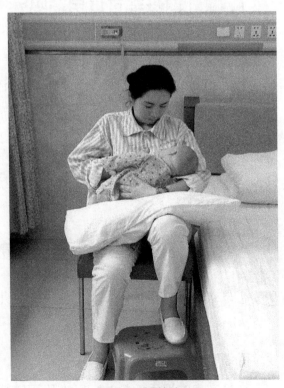

图 6.1　摇篮式

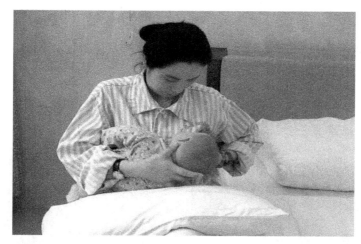

图6.2 交叉式

（3）橄榄球式（环抱式）

这个哺乳姿势特别适合剖宫产的母亲，可以避免孩子压迫到母亲腹部

的手术切口。乳房很大、孩子太小或是喂养双胞胎的母亲也很适合。就像在腋下夹一个橄榄球那样，用手臂夹着孩子的双腿放在身体侧腋下，孩子上身呈半坐卧位，姿势正对妈妈胸前，用枕头适当垫高孩子，手掌托住孩子的头，另一只手指张开呈"C字形"贴在乳头、乳晕上（图6.3）。

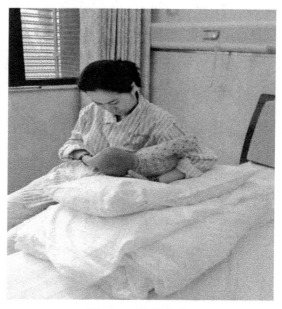

图6.3 橄榄球式

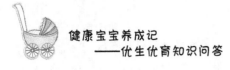
（4）侧躺式

这种姿势适合夜间哺乳，身体侧卧，用枕头垫在头下。孩子侧身和妈妈正面相对，腹部贴在一起。为了保证孩子和母亲紧密相贴，最好用一个小枕头垫在孩子的背后（图6.4）。

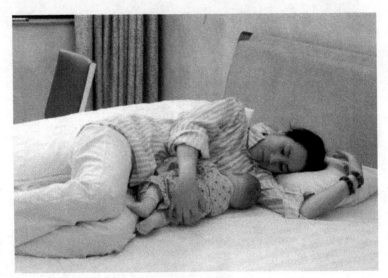

图 6.4　侧躺式

10. 正确的喂奶姿势和技巧

安全正确的母乳喂养姿势一定要使孩子的头和身体呈一直线；孩子的脸对着母亲的乳房，鼻尖对着乳头；孩子的身体紧贴着母亲身体；母亲不只是托着孩子的头和肩部，还应托着孩子的臀部。

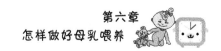

11. 哺乳时如何正确托起乳房?

母亲采用 C 字形托起乳房,大拇指放在乳房的上方,食指支撑着乳房基底部,靠在乳房下的胸壁上,两个手指可以轻压乳房改善乳房形态,使孩子容易含接,托乳房的手不要太靠近乳头处。

12. 如何做到婴儿含接姿势正确?

正确的含接、有效的吸吮是母乳喂养成功的关键。具体方法如下。

①母亲的手呈 C 字形,拇指在上,其他手指在下托起乳房。

②用乳头刺激婴儿口周,使婴儿建立觅食反射,当婴儿口张大时,迅速将乳头及大部分乳晕送到婴儿口中。

③婴儿的口应尽可能地张大,下唇向外翻,面颊鼓起呈圆形。

④可听到婴儿的吞咽声。

13. 什么是纯母乳喂养?

纯母乳喂养是指只给婴儿喂母乳,而不添加其他任何的液体和固体食物,包括不给水。可以服用维生素或矿物质补充剂和药物滴剂或糖浆。在出生后 6 个月内应该对婴儿进行纯母乳喂养。

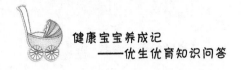

14. 什么是按需哺乳？

按需哺乳是指新生儿喂奶间隔时间和持续时间没有限制，只要新生儿饥饿或母亲奶胀就可哺乳新生儿，每天有效哺乳次数应不少于 8 次（包括夜间哺乳）。

15. 如何判断母乳是否足够婴儿需要？

①哺乳过程中母亲能听见婴儿的大口吞咽声，吃完后自然放弃乳头。

②婴儿睡得很安详，常在吸吮中入睡。

③两次哺乳之间婴儿满足、安静。

④婴儿体重增长良好：满月增重＞600 g，出生两周后体重高于出生体重。

⑤喂哺次数：出生头 1～2 个月婴儿每天喂乳 8～12 次；3 个月的婴儿每天哺乳次数不少于 8 次。

16. 什么情况下需要挤奶？

①母婴分离的产妇，分娩 6 小时后开始挤奶，每 3 小时 1 次。

②母亲上班或外出时，留母乳给婴儿吃。

③乳管堵塞或有硬结。

④婴儿或母亲生病时，保持泌乳。

⑤低体重或吸吮无力的婴儿。

⑥帮助婴儿含接较胀的乳房。

⑦帮助患有乳房炎症等乳房疾病母亲的恢复。

17. 如何正确挤奶？

①母亲把双手彻底洗净，坐或站均可，以自己感到舒适为准。

②挤奶前热敷乳房，轻柔按摩或拍打乳房。

③将盛奶容器靠近乳房，将拇指和食指分别放在乳房的上下方，距乳头根部 2 cm 的乳晕上。

④拇指和食指相对，其他手指托着乳房，向胸壁方向有节奏地轻轻按压、放松，每侧 3 ～ 5 分钟，两侧交替，沿乳晕依次挤压所有乳窦。

⑤挤奶时注意手指固定，不要在皮肤上移动。

18. 几个月开始添加辅食？

婴儿长到 6 个月时，单纯的母乳喂养已经不能满足其生长发育的需要，应该开始添加辅食，但母乳仍是孩子的能量、蛋白质和其他营养素（如维生素 A 和铁）的重要来源。所以，6 个月后在添加辅食的基础上继续母乳喂养直至 2 周岁。

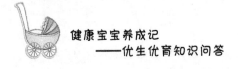
19. 如何预防乳头皲裂？

乳头皲裂是哺乳期女性乳头表面出现的裂口，多是哺乳时含接姿势不正确、未把乳头及大部分乳晕送入婴儿口中所致。预防乳头皲裂的方法包括如下方面。

①孕期即开始对乳头清洁护理，每天用清水清洗乳头和乳晕，洗去皮脂腺分泌物，并增强皮肤耐擦力。

②经常更换内衣，以防擦伤乳头和乳晕。

③对于平坦、过小的乳头可在孕妇妊娠 8 个月后进行指导纠正。

④分娩后，尽早让婴儿吸吮。

⑤哺乳前，可湿热敷乳房和乳头 3 ~ 5 分钟，使乳晕变软易被婴儿含吮。

⑥哺乳时应采取舒适、正确的喂哺姿势，哺乳中可交替改变抱婴位置，使吸吮力分散在乳头和乳晕四周。

⑦注意婴儿口腔卫生，若口腔及口唇发生口腔炎、鹅口疮等感染，应及时治疗。

⑧哺乳结束后，若婴儿仍紧含乳头，可用食指轻轻按压婴儿下颏，温和地中断吸吮，使乳头自然娩出。

⑨乳汁含有丰富的人体蛋白和抗体，有抑菌和促进表皮修复的作用，哺乳后可挤出少许涂在乳头和乳晕上待干。

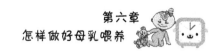

20．如何处理乳头皲裂？

①哺乳前，湿热敷乳房和乳头 3 ～ 5 分钟；若乳房过胀，可先挤出少量乳汁，使乳晕变软，易于婴儿含吮。

②哺乳时，先在皲裂轻的一侧乳房哺乳，以减轻另一侧的吸吮力。

③穿着棉质宽松的内衣和胸罩，并经常开放，以利于空气流通，促进皮损的愈合。

④皲裂局部可在清洗乳头后涂用红柳膏、红霉素油膏、复方安息香酊、10% 鱼肝油铋剂等药物，也可用食用油涂抹使皲裂处软化，易于愈合。

⑤如果乳头皲裂严重，乳头疼痛剧烈，可暂停母乳喂养 24 小时，将乳汁挤出或吸出，用小杯或小匙喂养婴儿。

⑥避免食用刺激性食物。

21．产妇得了急性乳腺炎还能哺乳吗？

哺乳期产妇发生急性乳腺炎时可以母乳喂养，同时积极采用可以母乳喂养的抗生素治疗。如果婴儿拒绝母乳，可以让婴儿吃另一侧健康乳房的母乳，患侧乳房用吸奶器吸空保持泌乳。

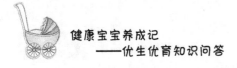
22. 病毒性肝炎产妇如何母乳喂养?

①患有甲肝的产妇,急性期隔离时,暂时停止母乳喂养,定时挤奶保持泌乳,隔离期过后继续母乳喂养。

②患有乙肝的产妇所生新生儿,在进行了正规的乙肝免疫球蛋白和乙肝疫苗的阻断干预后,可以母乳喂养。但是,患有乙肝的产妇实行母乳喂养时,应注意喂奶前洗手,擦拭奶头;奶头皲裂或婴儿口腔溃疡时,暂停母乳喂养;孩子和母亲的用品要隔离。毛巾、脸盆、喝水杯子等独立使用;孩子定期检测乙肝抗原抗体;监测母亲肝功能。

③患有丙肝的母亲是可以母乳喂养的。

23. 感染艾滋病的产妇所生婴儿如何喂养?

①感染艾滋病的产妇所生婴儿提倡人工喂养。

②避免母乳喂养。

③杜绝混合喂养。

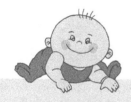

第七章

如何做好新生儿保健

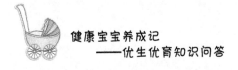

1. 如何为新生儿保暖?

新生儿出生后，体温调节中枢发育尚不成熟，出生后环境温度过低或过高均可影响新生儿的正常生理活动。所以，新生儿居室的温度与湿度应随气候温度变化而调节，有条件的家庭在冬季使室温保持在 20 ~ 22 ℃，湿度以 55% ~ 60% 为宜；无条件的可用热水袋保暖；夏季应避免室内温度过高，若环境温度过高，衣被过厚或过紧，易引起新生儿发热。

2. 如何进行脐部护理?

新生儿出生后应保持脐部干燥清洁，脐带未脱落时，每天用 75% 的酒精擦洗脐部一次。如发现脐部发红或有脓性分泌物，脐周皮肤发肿、皮温高，则可能是脐部感染，应及时就医。新生儿如有"脐疝"，不仅要保持脐部干燥清洁，还要使新生儿情绪稳定，尽量不让新生儿哭闹，通常一段时间后便可以自愈。

3. 新生儿皮肤如何护理?

新生儿皮肤娇嫩，容易损伤，因而接触动作要轻柔。注意保持新生儿皮肤清洁，每天用温开水清洗头皮、耳后、面部、颈部、腋下及其他皮褶处，脐带脱落后可盆浴。每次大便后用温水清洗臀部，肛周涂少

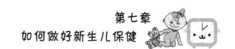

许植物油或鞣酸软膏以防臀红。尿布应用柔软、清洁、吸水性强的棉织品，勤洗勤换，每次洗后应经日光照射或开水浸烫消毒。内衣应选用柔软、宽松、浅色的棉织品，不宜用带子捆绑。

4. 如何处理鹅口疮？

鹅口疮是新生儿期的常见病，为白色念珠菌感染所致的口腔黏膜炎症。特征是在颊黏膜、上下唇内侧、舌、齿龈、上腭等口腔黏膜处出现白色乳凝状物，有时波及咽部。可用新配制的制霉菌素溶液（10 万～20 万单位 /5～10 ml）涂口腔，每天 3 次。或制霉菌素 25 万～50 万单位 / 天，分 2～3 次口服。病变面积大者，可同时口服维生素 B_2 及维生素 C。治疗过程中应注意新生儿口腔内的白膜不能随意撕掉，如果强行撕掉会造成黏膜糜烂、出血，从而导致继发感染。

5. 如何为新生儿做好口腔护理？

新生儿口腔黏膜细嫩、血管丰富，极易擦伤而引起感染，故不可用力擦洗口腔，可用饮水法清洁。如在新生儿牙龈部位可见散在的、淡黄色微隆起的米粒大小颗粒，此为上皮细胞堆积所致，俗称"马牙"，不必处理。

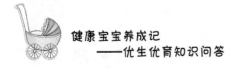

6. 如何进行新生儿抚触？

①做好抚触前准备：保持室内温暖、安静，室温 23～25 ℃；家长洗净双手，剪短指甲，摘下戒指、手表；取适量婴儿润肤油倒在掌心。

②抚触脸部：双手拇指从前额中心向上、向外推压；双手拇指从下颌中间向耳前划出一个微笑状；双手四指并拢，从前额发迹抚向脑后，最后两中指分别停在耳后，每个动作做 4～6 次。

③抚触胸部：双手放在婴幼儿两侧肋缘，右手向上滑向婴幼儿右肩，复原，左手以同样方法进行。

④抚触腹部：顺时针方向按摩腹部。

⑤抚触上肢：将婴幼儿双手下垂，用一只手捏住婴儿胳膊，从上臂到手腕轻轻捏；双手夹住小手臂，上下搓滚；两拇指的指腹从婴幼儿的掌跟交叉向手掌方向抚摸婴幼儿的手掌心，其余四指交替抚摸手掌背，并轻轻提拉手指端。

⑥抚触下肢：用手握住婴幼儿的大腿根部，自大腿经膝部至小腿到踝部轻轻挤捏；夹住小腿，上下搓滚；双手的四指放置于婴幼儿的脚面，用两拇指的指腹从婴幼儿的脚跟、掌面交叉向脚趾方向推进按摩脚掌心。其余四指按摩脚背，并轻轻提拉脚趾端。

⑦抚触背部：将婴幼儿翻过身来，头侧向一边，双上肢向上，双手平放婴幼儿背部肌肉两侧，双手与脊椎成直角，从颈部向下按摩至骶尾部。一次抚触结束。

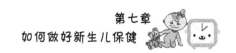

7. 眼部分泌物多怎么办?

可用消毒的棉签蘸湿温开水轻拭眼部分泌物,从内眼角向外眼角轻擦,每一只眼睛要更换新棉签。如果婴儿眼部分泌物增多、异常、结膜或眼球充血,有可能并发了眼部感染,需及时就医。

8. 如何鉴别黄疸?

黄疸是由于血液中胆红素浓度过高,以至于皮肤黏膜出现肉眼所见的黄疸。大部分新生儿在出生后 2～3 天开始出现黄染,4～5 天达到高峰,5～7 天消退,最迟不超过 2 周,一般情况良好;但早产儿黄疸可持续至 2～4 周才消退,称为生理性黄疸。如果新生儿出生后 24 小时内即出现黄疸,持续时间长,黄疸消退后又复现,则考虑为病理性黄疸,需及时就医,以防止胆红素脑病的发生。

9. 什么是新生儿疾病筛查?

新生儿疾病筛查是指在新生儿期对严重危害新生儿健康的先天性、遗传性疾病实行专项检查,提供早期诊断和治疗的母婴保健技术。目前我国新生儿疾病筛查主要为先天性甲状腺功能减低症(CH)、苯丙酮尿症(PKU)和新生儿听力筛查。这 3 种新生儿疾病筛查在河北省已经全面开展。

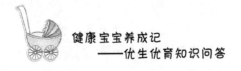
有些市、县根据当地情况增加了新生儿疾病筛查的病种，如先天性心脏病筛查、视力筛查、耳聋基因筛查、其他遗传代谢病筛查等。

目前，一些先天性、遗传性疾病还无法在产前做出诊断，而且在新生儿期也无明显症状和临床表现，随着儿童的生长发育才会逐渐出现异常，所以孩子出生后虽然看着很健康但也要进行新生儿疾病筛查。

10. 什么时间进行新生儿遗传代谢病筛查？

先天性甲状腺功能减低症、苯丙酮尿症等遗传代谢病需在新生儿出生 72 小时后至 7 天之内，喂奶 6 次以上后，采集少量足跟血进行疾病筛查，7～15 天出筛查结果。对于各种原因导致未正常采血者，采血时间一般不超过出生后 20 天。如果首次筛查结果为阳性或可疑，应尽快再复查一次足跟血（1 个月内）。复查结果如仍然异常，应到指定的新生儿疾病筛查诊断中心做进一步检测以明确诊断。

新生儿遗传代谢病筛查的采血机构一般为新生儿出生单位，各市均在市级妇幼保健机构设立了市级新生儿疾病筛查中心，河北省妇幼保健中心为省级新生儿疾病筛查中心。

11. 新生儿听力筛查异常怎么办？

新生儿在出生后 48 小时至出院前完成初次听力筛查，筛查结果不通过者及漏筛者，应在 42 天内到筛查机构进行双耳复筛，未通过复筛

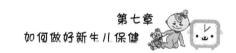

的婴儿需在 3 个月龄内到省级卫生行政部门指定的听力障碍诊治机构进一步确诊。

河北省妇幼保健中心和各市级妇幼保健机构为新生儿听力筛查中心，河北省人民医院、河北省儿童医院及河北医科大学第二附属医院为省级新生儿听力筛查诊治中心。

12. 新生儿听力损失的高危因素是什么？

①新生儿重症监护室中住院超过 24 小时；

②儿童期永久性听力障碍家族史；

③巨细胞病毒、风疹病毒、疱疹病毒、梅毒或弓形体等引起的宫内感染；

④颅面形态畸形，包括耳郭和耳道畸形等；

⑤出生体重低于 1500 g；

⑥高胆红素血症达到换血要求；

⑦母亲孕期曾使用过耳毒性药物；

⑧细菌性脑膜炎；

⑨ Apgar 评分 1 分钟 0～4 分或 5 分钟 0～6 分；

⑩机械通气时间 5 天以上；

⑪临床上存在或怀疑有与听力障碍有关的综合征或遗传病。

具有以上高危因素之一的新生儿，即使通过了听力筛查仍应当在 3 年内每 6 个月随访 1 次，在随访过程中怀疑有听力损失时，应当及时

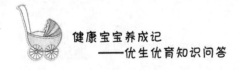

到听力障碍诊治机构就诊。

13. 苯丙酮尿症患儿（PKU）能治疗吗？

①苯丙酮尿症患儿在专科医生指导及营养师配合下进行低苯丙氨酸饮食治疗，小婴儿可喂食低苯丙氨酸奶粉，到幼儿期添加辅食时应以淀粉类、蔬菜、水果等低蛋白食物为主。

②苯丙氨酸羟化酶缺乏者，血苯丙氨酸浓度持续 >360 μmol/L 者均应给予低苯丙氨酸饮食治疗。

③对于四氢生物蝶呤缺乏者给予四氢生物蝶呤及神经递质前质的联合治疗。

④低苯丙氨酸饮食治疗至少到 10 岁。

⑤对于女性苯丙酮尿症患者，应告知怀孕之前半年起严格控制血苯丙氨酸浓度在 120 ～ 360 μmol/L，直至分娩。

⑥定期进行体格和智能发育评估。

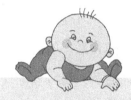

第八章

如何做好儿童保健

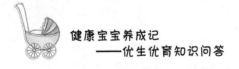
1. 为什么要给孩子添加辅食?

①孩子出生 6 个月后母乳的质量下降，母乳所含热能、蛋白质和其他营养素已不能满足婴儿生长发育所需，只有靠添加蛋黄、肝泥、肉泥等进行补充，才能满足生长发育的需要。因此，必须及时补充。

②婴儿出生时消化系统尚不成熟，只能适应乳类食品。随着月龄的增加，婴儿的胃容量逐步扩大，消化吸收功能不断完善，可以逐渐增加糊状食物，并过渡到固体食物。而这些食物也会锻炼和增强孩子的消化吸收功能。

③添加辅食还可以让孩子逐渐断奶，在心理上可减少婴儿对母亲的依赖，在以后的生活中慢慢地学会自立、建立自信心，为日后自立于社会打下基础。

④添加辅食对孩子牙齿生长、促进婴儿咀嚼能力发育、完善口腔功能也起着非常重要的作用。

2. 添加辅食的原则是什么?

添加辅食的基本原则是循序渐进。

①从少量到多量。每添加一种食品，必须先喂少量，试一试，看婴儿有没有不良反应，再添加多一些。

②从一种到多种。给婴儿添加辅食，不能一下子添加许多种，应从一种到多种。也就是待婴儿适应一种食物后，再添加另一种食物。

③从稀到稠。先给婴儿一些容易消化的水分较多的流质食品，如各种汤、汁，然后添加半流质食物的各种泥状食品，再给婴儿添加柔软的固体食品，如烂稀饭、烂面条，最后才能添加干饭、碎菜、肉糜等食物。

④从细到粗。开始时，将食物做成细泥状。待婴儿长大一些，做成碎末状或糜状。以后，可以做成较大块状的食物。

⑤辅食要在婴儿健康的时候添加。如婴儿生病或对某种食品不消化时，不应添加或暂缓添加。

3. 婴儿应该什么时间停止母乳喂养？

婴儿一天天地长大，添加辅食一段时间后，婴儿已经慢慢地适应了各种食品，吃妈妈乳汁的次数也越来越少，一般到了 1～2 岁，就可以逐渐停止给婴儿母乳喂养（俗称"断奶"）了。如果条件允许的情况下，在合理添加其他食物的基础上，可以继续母乳喂养至 2 岁。

4. 婴儿突然停止母乳喂养会引起哪些不良反应？

母乳喂养不仅对婴儿的身体具有营养作用，对心理也有营养作用。如果突然停止母乳喂养，婴儿可能会因为摄取不到足够的营养物质，表现出体重不增、抵抗力下降、生病等不良现象；还可能发生哭吵、睡眠不佳、情绪不稳定，有的甚至有恐惧等心理行为问题。所以说，停止母乳喂养既是一个营养问题，也是一个心理问题，母亲要引

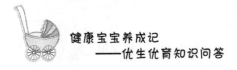

起高度注意。慢慢地停止母乳喂养，增加配方和辅食，就是让婴儿适应这种营养与心理的转变过程，避免或减轻这种过程对婴儿的影响。

5.影响婴儿食欲的常见原因是什么？

①疾病所致。婴儿患病时食欲会明显减退。如新生儿鼻腔内分泌物堵塞、口腔溃疡、患鹅口疮、发热、肝炎等，都会影响婴儿的食欲。

②甜食引起。给婴儿多吃甜食也会引起食欲缺乏。进食过多甜食会使血糖升高，当血糖达到一定的水平时，对血糖特别敏感的饱食中枢便会兴奋，从而抑制了大脑内丘脑下部外侧区的摄食中枢，使婴儿对任何食物都不感兴趣。

③味觉关系。人的味觉中枢与食欲有很大关系。出生1个月的婴儿对食物的香味不会形成条件反射，而2个月的婴儿便会对食物的甜味产生反射，4个月的婴儿就能够精确地分辨酸、甜、苦、辣、咸等不同的味道了。因此，要在婴儿味觉发育的不同阶段让他们接受不同的味觉刺激，使他们具有良好的味觉功能。

④缺锌因素。婴儿缺锌是其食欲缺乏的原因之一。缺锌的婴儿味觉敏感度比正常婴儿差，因为锌是唾液中味觉素的成分之一；缺锌还会导致黏膜增生和角化不全，使口腔黏膜大量脱落的上皮细胞堵塞舌面上的味蕾小孔，食物不能触到味蕾，则味觉就不敏感；缺锌还会使核酸和蛋白质代谢所需的各种含锌酶的活性降低，影响了味蕾的结构和功能，使婴儿食欲缺乏。

⑤心理因素。心理、精神因素也会影响婴儿的食欲。在吃饭前打骂、惊吓婴儿，吃饭时逗婴儿玩耍，过分关心婴儿，强迫进食，以及婴儿睡眠不足等，都会影响婴儿食物中枢的兴奋，抑制胃液分泌，降低食欲。

⑥食不定时。6个月以后，婴儿的喂养要定时，因为胃肠道的消化酶分泌是有时间性的，消化液的分泌量和间隔时间与年龄的大小有关，年龄越小，分泌量也小，间隔时间就越短。如果食不定时，消化液分泌便会受到影响，时间一长婴儿便会食欲缺乏了。

6个月时要及时为婴儿添加辅食，并保证充足的营养供应、合理的饮食结构，否则不利于婴儿味觉功能的发育完善，甚至会影响婴儿终生的食欲。故要给婴儿适时进行味觉锻炼，使婴儿保持良好的食欲。

6. 什么时间开始为孩子进行健康检查？

儿童早期体格生长、营养、运动、认知心理的发育状况，对其未来一生都有着极其重要的影响，妈妈们应该在儿童3月龄、6月龄、8月龄、1周岁、1.5周岁、2周岁、2.5周岁、3周岁、4周岁、5周岁、6周岁时，带儿童到乡镇卫生院或社区卫生服务中心进行健康检查，定期监测儿童健康状况。

7. 如何进行儿童生长发育监测？

为了解儿童生长发育状况，在进行健康检查的同时，还要通过儿童生长发育监测图对儿童的运动发育情况进行监测。监测图8.1、图8.2中

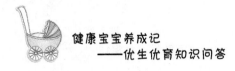
共有8项儿童行为发育指标（抬头、翻身、独坐、爬行、独站、独走、扶栏上楼梯、双脚跳）。如果某项运动发育指标至箭头右侧月龄仍未通过，提示有发育偏异的可能，应及早到医疗保健机构相关专科门诊进行诊治。

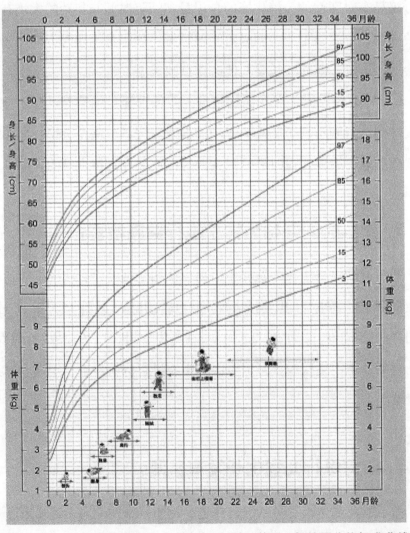

图8.1 0～3周岁男童身长（身高）/年龄、体重/年龄百分位标准曲线

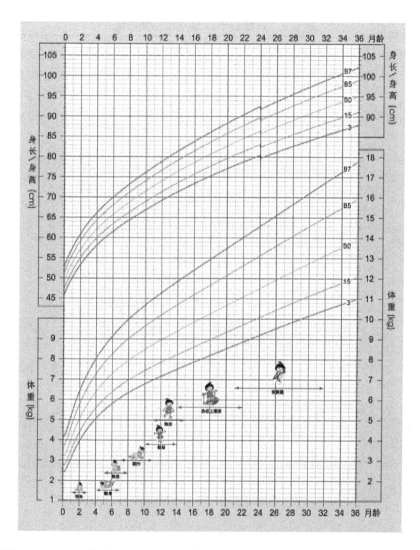

图 8.2　0 ～ 3 周岁女童身长（身高）/ 年龄、体重 / 年龄百分位标准曲线

8. 儿童心理行为发育预警征象是什么?

儿童心理行为发育预警征象，如表 8.1 所示。

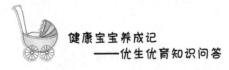

表 8.1　儿童心理行为发育预警征象

年龄	预警征象	年龄	预警征象
3 月龄	对很大声音没有反应； 不注视人脸，不追视移动的人或物品； 逗引时不发声或不会笑； 俯卧时不会抬头	1.5 周岁	不会有意识叫"爸爸"或"妈妈"； 不会按要求指人或物； 不会独走； 与人无目光对视
6 月龄	发声少，不会笑出声； 紧握拳不松开； 不会伸手及抓物； 不能扶坐	2 周岁	无有意义的语言； 不会扶栏上楼梯 / 台阶； 不会跑； 不会用匙吃饭
8 月龄	听到声音无应答； 不会区分生人和熟人； 不会双手传递玩具； 不会独坐	2.5 周岁	兴趣单一、刻板； 不会说 2 ～ 3 个字的短语； 不会示意大小便； 走路经常跌倒
1 周岁	不会挥手表示"再见"或拍手表示"欢迎"； 呼唤名字无反应； 不会用拇食指对捏小物品； 不会扶物站立	3 周岁	不会双脚跳； 不会模仿画圆； 不能与其他儿童交流、游戏； 不会说自己的名字

在某月龄，出现以上任何一条预警征象，提示儿童有心理行为发育偏离的可能，应及时到专业机构就诊。

9. 好动的孩子就是多动症吗？

一般 3 ～ 6 周岁的男孩，也表现为好动和注意时间短暂，这些常与外界无关刺激过多、疲劳、学习目的不明确、注意缺乏训练、平时未养成有规律的生活习惯等有关，学习成绩和与小朋友交往是正常的，这样

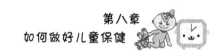

的儿童并不是多动症。

如果孩子出现与年龄不符的过度活动，如常常以跑代步、东摸西碰、翻箱倒柜，把家里搞得很乱；孩子的行为已影响他的日常生活，如总是分心、经常冲动、不顾后果，甚至伤害到别人，而且这些表现随着年龄的增长没有明显改善。出现此类状况的孩子，应及时到医疗保健机构儿童心理门诊咨询，排除神经心理发育异常的可能。

10. 哪些是学龄前儿童多动症的十大早期迹象？

①不喜欢或回避那些需要持续保持注意超过 1 或 2 分钟的活动；

②开始一项活动稍许片刻后即失去兴趣，并开始做其他的事情；

③与其他同龄儿童相比，说话过多，制造更多的噪声；

④爬上不应该爬的东西；

⑤4 周岁时仍不能单脚站立；

⑥几乎总是坐立不安——不断踢腿或抖腿，或在座位上来回蜷曲身体；坐几分钟后"必须"站起来；

⑦因为什么都不怕而陷入危险情境；

⑧与陌生人熟络太快；

⑨对待玩伴一贯富有攻击性；因攻击行为被幼儿园或日间照料机构开除；

⑩在不应该移动太快或跑步时，由于上述行为而受伤。

若年幼儿童存在 2 个或更多的上述症状，应转诊至具有诊断及治疗

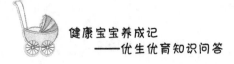
学龄前儿童多动症专业经验的临床医师。

II. 孤独症儿童的 15 种常见表现是哪些?

孤独症儿童的 15 种常见表现,如图 8.3 所示。

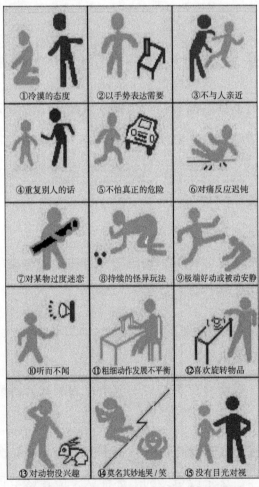

图 8.3　孤独症儿童的 15 种常见表现

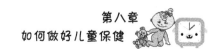

12. 如何在早期发现孤独症？

如果 18 个月龄以上的孩子，从未出现过以下 2 种及以上情况的，应尽快去儿童心理门诊就医，排除孤独症的可能。

①孩子是否曾经玩过"假装"游戏，如用玩具茶杯假装喝茶。

②孩子是否曾经用过食指去指他需要、喜欢或感兴趣的东西。

③孩子是否对别的小朋友感兴趣。

④孩子是否喜欢玩躲猫猫游戏。

⑤孩子是否曾经拿过东西给父母或向父母展示什么东西。

13. 孤独症儿童言语交流的特征是什么？

言语交流障碍是孤独症儿童的一大特征。多数孤独症儿童语言发育落后，通常在 2 周岁和 3 周岁时仍然不会说话；部分儿童虽具备语言能力，但是语言缺乏交流性质，表现为难以听懂的言语、重复刻板语言或自言自语，语言内容单调，有些语言内容难以理解，模仿言语和"鹦鹉语言"很常见；少数儿童语言过多，显得滔滔不绝，但是语言多数为单向交流，自我中心特征明显。

14. 孩子经常眨眼是问题吗？

孩子经常眨眼，应排除是否有沙眼、倒睫或其他眼部炎症。沙眼是

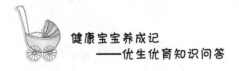

一种常见的感染性眼病，感染后会出现怕光、流泪、发痒等不适感，造成孩子经常眨眼。倒睫会刺激孩子眼睛，造成怕光、流泪等不适，导致孩子经常揉眼、眨眼。细菌性、病毒性感染均可造成孩子眼部不适而经常眨眼。

当孩子排除以上眼部疾病后，仍有眨眼症状，且具有睡眠时消失、情绪紧张时加重、可受意志控制的特点，应到儿童心理咨询中心诊断是否为抽动障碍。

15. 抽动障碍常见症状是什么？

抽动障碍主要表现为运动抽动障碍和发声抽动障碍。包括眨眼、纵鼻、咧嘴、摇头、耸肩等简单运动抽动；或突然下蹲或跳起、四肢抖动、触摸他人、拍打自己等复杂运动抽动；或出现清嗓、秽语、重复语言、模仿语言、唠叨等发声抽动。抽动障碍是一种有节律、不自主、迅速、重复的肌肉抽动，可以受意志抽动障碍控制在短时间内不发作。

16. 什么是感觉统合失调？

感觉统合失调是指由于大脑对各种感觉信息的组织、处理不当，而做出的不恰当的判断，发出错误的指令，导致感知觉障碍或协调运动失调。主要表现为如下方面。

①空间距离知觉不准确，左右分辨不清。阅读时，常出现读书跳

字、跳行、翻书页码不对、演算数学题常会抄错等视觉上的错误；上课东张西望，老师讲得知识无法及时理解。

②儿童常出现过分防御、躯体和情绪反应过度。在学习与生活中表现为好动、不安、办事瞻前顾后，胆小、害怕陌生环境、害羞、不安、黏妈妈、怕黑；甚至怕剃头、打针，怕旋转木马、不敢爬高，身体不灵活等。

③协调能力较差。多表现为手脚笨拙、容易跌倒、常碰撞桌椅；穿脱衣裤、扣纽扣、拉链、系鞋带动作缓慢笨拙；吃饭时常常掉饭粒；学龄期孩子不会跳绳、动作不协调；上音乐课时，常常发音不准，甚至与人交谈、上课发言时口吃等。

17. 儿童常规疫苗免疫程序

儿童常规疫苗免疫程序，如表8.2所示。

表 8.2　儿童常规疫苗免疫程序

疫苗名称	接种途径	接种年龄
卡介苗	皮内注射	出生
乙肝疫苗	肌内注射	出生、1月龄、6月龄
脊髓灰质炎混合疫苗	口服	2月龄、3月龄、4月龄
百白破三联疫苗	肌内注射	3月龄、4月龄、5月龄、18～24月龄
麻腮风疫苗		
麻风疫苗／麻疹疫苗	皮下注射	8月龄
麻腮风疫苗／麻腮疫苗／麻疹疫苗	皮下注射	18～24月龄

续表

疫苗名称	接种途径	接种年龄
乙脑疫苗		
减毒活疫苗	皮下注射	8 月龄、2 周岁、7 周岁
灭活疫苗	皮下注射	8 月龄、2 周岁、6 周岁
A 群流脑疫苗	皮下注射	6 ～ 18 月龄接种 2 剂次，接种间隔 3 个月
甲肝疫苗		
减毒活疫苗	皮下注射	18 月龄
灭活疫苗	肌内注射	18 月龄、24 ～ 30 月龄
A+C 群流脑疫苗	皮下注射	3 周岁、6 周岁
白破疫苗	肌内注射	6 周岁

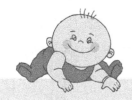

第九章

如何预防儿童常见病

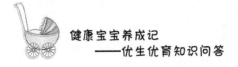
1. 佝偻病和缺钙是一回事吗？

一些父母认为，补钙就能预防佝偻病，这种认识虽然有一定的道理，但是却不准确。事实上，佝偻病主要是由于孩子身体缺乏维生素 D，致使钙、磷代谢失常的一种慢性营养性疾病，叫作维生素 D 缺乏性佝偻病。所以把佝偻病称为缺钙是不恰当的，如果只注重给孩子补钙，而不补充足量的维生素 D，结果是无效补钙；相反，补钙过多，不能有效利用，从大便中排泄，不但浪费药源，还容易导致孩子便秘，影响胃肠道功能，造成孩子厌食。

2. 佝偻病的孩子血钙都低吗？

维生素 D 缺乏可导致两种情况：一种是维生素 D 缺乏性佝偻病，以骨骼改变为主要表现，血钙可在正常范围或偏低。另一种是维生素 D 缺乏性手足搐搦症，多见于 6 个月以内的小婴儿，以血钙低为主要表现，这主要是由于当维生素 D 缺乏时，甲状旁腺代偿性分泌不足，不能使低血钙恢复而出现的低血钙表现。因此，患佝偻病时，血钙不一定低。

3. 维生素 D 缺乏的主要原因是什么？

①母乳中维生素 D 含量较少。

②孩子日光照射少，造成不能有效促使皮肤中的维生素 D 转换成

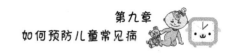

有活性的维生素 D。

③婴幼儿时期孩子生长速度相对过快，需要注意补充更多的维生素 D。

4. 如何维生素 D 缺乏性佝偻病？

①产妇在孕期应经常到户外活动，进食富含钙、磷的食物。妊娠后期为冬、春季的产妇每天宜适当补充维生素 D 400～1000 IU，以预防先天性佝偻病的发生。使用维生素 AD 制剂应避免维生素 A 中毒，维生素 A 摄入量每天＜1 万 IU。

②婴幼儿适当进行户外活动，尽量暴露身体部位，接受日光照射，每天 1～2 小时；出生后数天开始每天补充维生素 D 400 IU；早产儿、双胎儿出生后即应每天补充维生素 D 800 IU，3 个月后每天改为400 IU。有条件的可监测血生化指标，根据结果适当调整剂量。

5. 什么是营养不良？

由于喂养不当，或者厌食，蛋白质及（或）总热量长期不足会导致一些孩子出现营养不良。主要表现为消瘦，体重减轻或水肿，严重者常有内脏器官功能紊乱，影响心脏、肝脏、肾脏等器官功能。

从外表上看，孩子营养不良主要表现为面黄肌瘦、皮下脂肪变薄、肌肉松弛等。但单凭目测是不准确的，必须根据孩子的体重、身

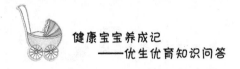

高和测量皮下脂肪，才能做出客观、正确的判断。家长可根据年龄，计算出孩子的正常体重，再将所测的体重与正常体重进行比较。1～10岁孩子的正常体重＝（年龄×2）＋8。如果所测的体重低于正常体重15%～25%，就属于轻度营养不良；低于25%～40%，属于中度或重度营养不良。

6. 婴儿缺铁性贫血的临床表现是什么？

缺铁性贫血是婴幼儿较常见的一种营养性疾病，表现为面色萎黄或苍白，甲床、口唇、耳垂没有血色。较大儿童可诉头晕眼花、心慌气短、困倦乏力等不适。

7. 导致缺铁性贫血的常见原因是什么？

①摄入不足：胎儿最后3个月从母体获得的铁最多。可供生后4个月内之用。一旦贮存的铁用尽就必须从饮食中得到，此时小儿仍吃母乳或牛乳，但其中铁的含量较低，100 g母乳或牛乳中含铁率仅为10%，不能满足生长的需要。因此，从6个月开始应添加辅食尤其是那些含铁较高的食物如蛋黄、猪肝泥等。

②生长过快：婴幼儿生长发育快，血流量增加，铁的生理需要量也增加。

③铁丢失多：长期慢性失血，如钩虫病、肠息肉、肛裂出血等。虽

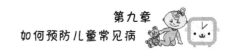

然这些疾病每天失血量不多，但长年累月铁的丢失就相当可观了。

④其他原因：如婴幼儿长期腹泻等慢性疾病可引起铁吸收不良；经常慢性感染导致婴幼儿食欲缺乏，导致铁供给不足和吸收障碍，最终造成缺铁性贫血。

8. 如何预防缺铁性贫血？

①孕期应加强营养，摄入富含铁的食物。从妊娠第 3 个月开始，按元素铁 60 mg/ 天口服补铁，必要时可延续至产后；同时补充小剂量叶酸（400 μg/ 天）及其他维生素和矿物质。

②早产 / 低出生体重儿应从出生后 4 周开始补铁，剂量为每天 2 mg/kg 元素铁，直至 1 周岁。纯母乳喂养或以母乳喂养为主的足月儿从出生后 4 月龄开始补铁，剂量为每天 1 mg/kg 元素铁；人工喂养婴儿应采用铁强化配方奶。

③幼儿要注意食物的均衡和营养，多提供富含铁的食物，鼓励进食蔬菜和水果，促进肠道铁吸收，纠正儿童厌食和偏食等不良习惯。

④在寄生虫感染的高发地区，应在防治贫血的同时进行寄生虫感染防治。

9. 如何采用巧妙食疗为孩子补铁？

①芝麻粳米粥：取黑芝麻 15 g，粳米 30 g。先将黑芝麻洗净，晒干

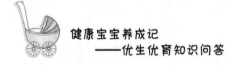

炒熟、研粉，同粳米煮粥食用。

②乌鸡汤：用雄乌鸡1只，陈皮3g，良姜3g，胡椒6g，葱、醋、酱油适量。乌鸡切块，加入调料，炖熟，连汤带肉分次食用。

③红枣煮花生：取干红枣25g，连皮花生米50g。红枣、花生米煮烂，加红糖食用。

④猪肝菠菜汤：取菠菜50g，猪肝50g，熟猪油、生姜、葱白、清汤、食盐、水豆粉、味精适量。将菠菜洗净，在沸水中焯水片刻，脱去涩味，切段；猪肝切成薄片，与食盐、水豆粉、味精拌匀；将清汤烧沸，加入洗净拍碎的生姜、切成段的葱白、熟猪油等，几分钟后，放入拌好的猪肝片及菠菜，煮熟即可。

10. 什么是肥胖?

肥胖，是指一定程度的明显超重与脂肪层过厚，是体内脂肪尤其是三酰甘油积聚过多而导致的一种状态。体重是衡量肥胖的重要指标，而体重与身高有关，所以表达身高和体重的关系常用体重指数，即体重（kg）/身高^2（m）。根据调整结果，儿童正常体重指数为15.5～21.2，如儿童期体重指数≥21则为超重；如儿童体重指数超过22则为肥胖。

减肥应在医师指导下进行，不可盲目节食。饮食应保证低热量、低糖、低脂肪，保证蛋白质、维生素和矿物质充足，少吃甜食、肥肉和油炸食品，适量运动，增加能量消耗。

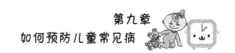

11. 孩子患感冒怎么办？

感冒，医学上又称为急性上呼吸道感染，是小儿时期最为常见的呼吸道感染性疾病，多表现为鼻塞、流涕、喷嚏、干咳、咽部不适和咽痛等局部症状，部分患儿有发热、烦躁不安、头痛、全身不适、乏力等全身症状。

孩子感冒应注意家庭护理，尽量让孩子多休息，适当减少户外活动，多喝水、多食用含维生素 C 丰富的水果和果汁，保持房间空气流通和空气湿润。孩子应穿宽松衣裤，以利于有效出汗和散热，随时观察病情变化，注意惊厥先兆并防止其发生。对于有高热惊厥的患儿，需及时就医，预防高热惊厥再度发生。

12. 如何预防反复呼吸道感染？

反复呼吸道感染不仅影响孩子的健康及正常生活，同时也给家长带来巨大的困扰。常用预防措施包括如下方面。

①保持室内环境卫生，空气流通，家长勿吸烟，避免空气污染。

②适当户外活动，多晒太阳，提高适应外界环境的能力及机体抵抗力。

③根据年龄不同，适当安排体育锻炼，增强体质。

④按计划接种有关疫苗，增强自动免疫功能。

⑤冷暖要适宜，随气温变化增减衣物。

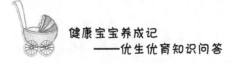
⑥注意个人口腔卫生，衣被经常接受日光照射。

⑦感冒流行期间，提倡戴口罩，不去公共场所，以减少感染机会。

⑧积极治疗慢性病灶。

13. 如何早期识别小儿肺炎？

小儿肺炎起病急、病情重、进展快，是威胁孩子健康乃至生命的疾病。有时与小儿感冒容易混淆，父母有必要掌握这两种小儿常见病的鉴别知识，做到早发现、早治疗。

①测体温：小儿肺炎大多发热在 38 ℃以上，并持续 2～3 天以上。

②看呼吸：呼吸增快是提示肺炎的重要征象，如同时伴有锁骨上、胸骨上下，尤其是下胸部肋间隙的吸气性凹陷、口鼻唇周青紫则可能提示重症肺炎。

③看咳嗽：小儿肺炎大多有咳嗽和或伴有喘息，且程度较重，常引起呼吸困难。

④看精神状态：小儿患肺炎时，精神状态不佳，常烦躁、哭闹不安，甚至昏睡、抽搐等。

⑤看饮食：小儿肺炎时，饮食显著下降，不吃东西、不吃奶，常因气促或呼吸困难而影响进食。

⑥看睡眠：小儿孩子患肺炎后，多睡易醒，爱哭闹。

如果出现上述大部分情况，即应怀疑孩子得了肺炎，应及早到医院就医。

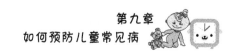

14. 婴幼儿为什么容易腹泻?

①婴幼儿消化系统发育尚未成熟,胃酸和消化酶分泌少,不能适应食物质和量的较大变化。

②生长发育快,所需营养物质相对较多,且婴儿食物以液体为主,进入量较多,胃肠道负担重。

③机体防御功能差:肠黏膜的免疫防御反应及口服耐受机制均不完善。

④肠道菌群失调:新生儿出生后尚未建立正常肠道菌群,改变饮食使肠道内环境变化或滥用广谱抗生素,均可使肠道正常菌群平衡失调而患肠道感染。

⑤人工喂养的食物和食具易受污染,故人工喂养儿肠道感染发生率明显高于母乳喂养儿。

因此,给予合理喂养,提倡母乳喂养,逐渐、及时、规范加用辅食。养成良好卫生习惯,提高机体抵抗力,一旦小儿发生腹泻,应及时明确病因,给予相应治疗。避免盲目、长期滥用抗生素,是预防腹泻发生的关键。

15. 如何对腹泻孩子进行家庭护理?

孩子一旦腹泻,应及时就医,明确诊断,同时良好的家庭护理对孩子的康复及减少并发疾病具有重要作用。常用的家庭护理方法如下。

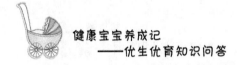
①除腹痛、腹胀、严重呕吐等情况外，一般不需要禁食。

②母乳喂养的腹泻孩子可照常哺乳，注意少量多次，待病情好转后再过渡到正常的饮食。

③让孩子多休息。

④及时纠正脱水。可给予口服补液盐预防及纠正脱水。注意不提倡大量口服白开水。可采用米汤加盐口服补液。家庭配置方法：在 500 ml 米汤（约 5% 浓度）中，加入 1.75 g 食盐（半啤酒瓶盖）。预防脱水常为 40 ml/kg，总量在 4～6 小时内分次服完，并继续饮食。

⑤注意大便的性质、次数。

⑥注意肛周皮肤的卫生，便后清洗。

⑦加强生活护理，防止继发感染。

⑧腹泻患儿应在医生指导下口服药物治疗。

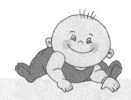

第十章

不孕不育怎么办

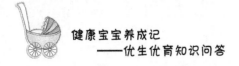
1. 什么是不孕症？

不孕症是指育龄夫妇同居，有性生活（每周 2 次），未采取任何避孕措施 12 个月而未受孕者。一对夫妇，即使什么问题也没有，在自然状态下，每个月只有一次排卵，怀孕的概率为 20%～25%，那么一年下来，为 80%～90%。

2. 怀孕必须具备的条件有哪些？

怀孕是一个很复杂的生理过程，必备的条件有：精子、卵子、通畅的输卵管和适于宝宝生长发育的宫腔环境（图 10.1）。

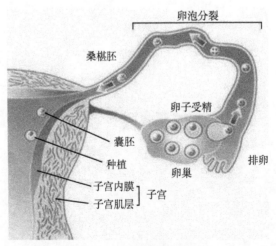

图 10.1　生命诞生过程

正常情况下男方一次射出的精液量 ≥ 2 ml；精子密度 > 15×10^6 / ml；快速前向运动的精子 > 32%；精子总活力（前向运动 + 非向运动） > 40%、畸形率 < 4%。

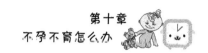

女性每个月经周期会有一个成熟的卵子排出。输卵管是卵子和精子相约及受精的场所，并负责将受精卵顺利地输送到子宫腔。

受精卵能够在子宫腔"安营扎寨"并继续生长、发育，需要子宫内膜达到一定厚度（＞8 mm）。

这些受孕条件缺一不可，否则就会阻碍一个小生命的诞生。

3. 不孕症的发病率及发病趋势

因环境污染、食品添加剂、性传播疾病、人流、工作压力等诸多因素导致不孕症的发病率有逐年上升的趋势。我国调查显示，不孕不育发病率在 12.5%～15.0%，大约有＞4000 万育龄人群有生育障碍。WHO预测不孕不育已成为继肿瘤、心脑血管疾病影响人类健康的第三大疾病，因此，要重视自身的生育力，远离易导致不孕不育的因素。

4. 导致不孕不育的原因有哪些？

①女性因素。包括输卵管因素、输卵管阻塞或积水等，排卵障碍、多囊卵巢综合征、卵巢功能减退等，子宫因素如子宫畸形、子宫肌瘤、子宫内膜息肉、子宫腔粘连综合征等。此外，还有宫颈因素、生殖系统感染、免疫因素、原因不明不孕等。

②男方因素。包括精液异常如无精症、少弱畸精症，精子运送异常、输精管阻塞、免疫因素、产生抗自身精子的抗体、内分泌障碍、原

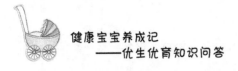
发或继发性性腺功能低下、甲状腺机能减退等，性功能异常、勃起功能障碍、阳痿、早泄、不射精或逆向射精等。

不孕不育多为双方原因，双方应同时就诊，不要忽略男方的因素。

5.月经过少影响怀孕吗？

某些妇女的月经周期正常，但每次行经的天数短于 2～3 天，月经量少，仅需用少量或甚至不用月经垫，经血暗紫或粉色，很担心由于月经量少而不能怀孕。一般引起月经过少的原因较多，如下丘脑、垂体功能低下、子宫内膜结核、多次人工流产损伤子宫内膜及卵巢先天性发育不良或后天性功能过度抑制等，上述原因均可使患者不能受孕或受孕后受精卵因无适宜的环境而不能着床及生长发育。因此，月经过少的妇女要及时就诊，但有少数妇女自初潮后月经量就少，但月经周期及排卵正常则不影响受孕。

6.子宫肌瘤可以导致不孕吗？

子宫肌瘤按照发生的部位不同，可分为浆膜下肌瘤、肌壁间肌瘤和黏膜下肌瘤 3 种。其中，肌壁间肌瘤和黏膜下肌瘤可能引起不孕、流产、胎位不正和分娩时产后出血等并发症。多发性、偏大的肌壁间肌瘤，特别是在子宫角附近者或黏膜下肌瘤，可因影响精子的上行速度，或妨碍其进入输卵管与卵子结合的受精过程，或干扰受精卵着床，以致引起不

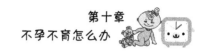

孕和流产等，过大的子宫肌瘤除影响正常的解剖关系外，还可以影响卵巢的正常血运，继而引起卵巢功能障碍，影响排卵而造成不孕。所以，由于子宫肌瘤造成的不孕症患者，应去医院明确进一步诊治，以了解子宫肌瘤生长的部位、大小、多少、形态等，以及输卵管是否梗阻，然后综合考虑是否需要行子宫肌瘤剔除术，一般术后受孕率为 50%。

7. 精神因素会引发不孕症吗？

会！不孕症的原因很多，而精神因素是不能忽略的一个重要因素。有些夫妇其实只是对生殖生育知识了解不多，并不存在导致不孕的病理因素。一时要不上孩子常常会感到非常沮丧，盼子心切的情绪随着未怀孕时间的延长而变得焦虑和紧张。监测排卵后，脑子里只有一个念头，这次能不能怀孕，要是再怀不上怎么办？长此以往，希望与失望对精神的打击很大。焦虑紧张的情绪虽不能直接损伤生殖器官，但却能通过神经内分泌系统引起性机能、生育力的障碍，表现为卵泡不发育或排卵障碍、月经失调，反而转变成了病理性不孕。现实生活中常有一些夫妇，急切想怀孕时总怀不上，当领养了一个孩子后，不经任何治疗却怀孕了。所以计划怀孕时，如果经检查未发现任何病理因素存在，一定要保持平和、愉快、自信的心态，解除心理压力，只有这样才有利于怀上健康的宝宝。

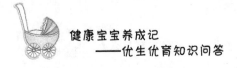
8. 甲状腺功能对生育有影响吗？

甲状腺是全身形态结构上最大的内分泌腺，甲状腺功能异常可导致无排卵月经、闭经、不孕及对胎儿的影响，所以孕前一定要检查甲状腺功能，如有异常要在内分泌专家的指导下用药，待甲状腺功能维持在正常状态后再计划怀孕。目前，生殖、妇产科专家的共识是促甲状腺素不应 >2.5 mIU/L。

9. 高龄是影响怀孕的重要因素吗？

是。国家二孩政策放开之后，高龄不孕比例凸显。许多有意愿生育二孩的夫妇，错过了最佳生育年龄，面临着生育困难。女性最佳生育年龄为 25 ～ 29 岁，35 岁后卵巢功能开始走下坡路，卵子的数量减少，质量下降，不孕的风险会随年龄的增加而加大。25 ～ 29 岁时，不孕的风险为 9%；35 ～ 39 岁，不孕风险是 30%；40 ～ 44 岁不孕风险达到 64%。男性的最佳生育年龄在 25 ～ 35 岁，男性精子质量也会随年龄的增加而逐年下降，对女性的生育产生直接的影响（图 10.2）。

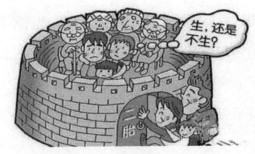

图 10.2

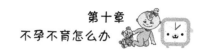

10. 高龄女性计划生育二孩应做好哪些准备？

①夫妇双方要做好孕前的精神准备、心理准备，保持良好的健康状态。

②做好孕前优生筛查及体检，因高龄因素可能会存在一些潜在的问题，例如，慢性盆腔炎性疾病、子宫肌瘤、子宫内膜异位症、血糖偏高、甲状腺功能异常、高血压等，这些不利于怀孕的因素必须在孕前进行调整，否则怀孕后病症加重，不仅危及孕妇自身，还会对胎儿的健康生长发育不利。

③孕前 3 个月及孕后 3 个月服用叶酸，有效地预防神经管畸形。

④孕前不要接触猫、狗，防止弓形虫感染。

⑤男方要戒烟，禁酗酒、桑拿、熬夜等不良生活习惯。

⑥怀孕后要接受产前筛查，最大限度地减少出生缺陷儿的出生。

11. 高龄女性缩短等待怀孕的攻略

①首先，请生殖医学专科的医生根据相关检查评估高龄女性的卵巢功能状态。

②如果女方月经规律、输卵管通畅，男方精液检查正常。可以选择在下次月经前 14 天（排卵前、后），或阴道排出蛋清样白带时同房，以提高受孕的机会，卵子最佳的受精时间是排卵后 12 ～ 24 小时。

③通过超声监测卵泡和子宫内膜的发育情况，在医生的指导下，在

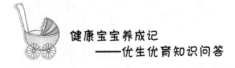
排卵前后同房。

④对于 > 35 岁的女性来说，在积极尝试 6 个月后仍未怀孕的，应尽早地咨询生殖医学的医生，排除引起不孕的原因。

12. 卵巢储备功能的评价指标有哪些？

正常女性生殖系统的受孕能力称为生育潜能。卵巢储备降低是指卵巢中的存留卵子量降到阈值以致影响了生育潜能，导致生育力低下（图 10.3）。

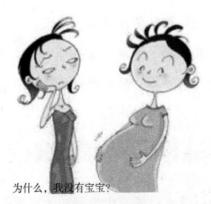

为什么，我没有宝宝？

图 10.3

卵巢储备功能减退受多种因素影响，如年龄、卵巢手术、盆腔放疗或化疗、吸烟、感染、卵巢血供下降，以及基因、免疫系统异常等。目前，在临床上常用的评估卵巢储备的主要指标有年龄、基础卵泡刺激素（FSH）、FSH/LH（黄体生成素）、基础抑制素 B（INHB）、基础抗苗勒管激素（AMH）、基础雌二醇（E2）、基础窦卵泡数等。其中，重要的指标

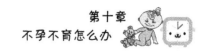

是年龄、基础窦卵泡数、基础抗苗勒管激素、基础卵泡刺激素。

胚胎 16 ～ 20 周时卵原细胞、初级卵母细胞 600 万～ 700 万枚；出生时 200 万枚；青春期 30 万～ 40 万枚；妇女一生排出 400 ～ 500 枚卵子；所以 45 岁后卵巢内的卵子基本已耗竭！

13. 输卵管性不孕的检查手段

输卵管性不孕占女性不育的 30% ～ 50%，继发不孕的比例会高于原发不孕，其原因主要有慢性盆腔炎性疾病、子宫内膜异位症、盆腔粘连等，输卵管任何部位的病变和阻塞都会导致拾卵、运送受精卵的功能障碍而导致不孕（图 10.4）。

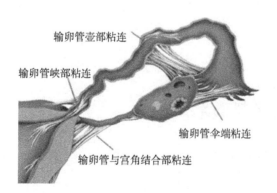

输卵管壶部粘连

输卵管峡部粘连

输卵管伞端粘连

输卵管与宫角结合部粘连

图 10.4 不孕不育的关键部位

临床评价输卵管通畅性的检查方法有：子宫输卵管造影术、子宫输卵管四维彩超造影术、经阴道注水腹腔镜及腹腔镜下亚甲蓝通液术等。

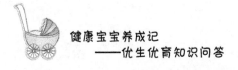
14. 输卵管复通术效果怎样？

做过输卵管绝育术的妇女，如果想怀孕，需要做输卵管复通术。复通术操作可经腹壁或经阴道穹窿进入盆腔。输卵管吻合术的成功率达80%以上。妊娠率与年龄、卵巢储备功能关系密切，但更与绝育术式、吻合部位、吻合术后输卵管剩余长度密切相关。

15. 输卵管复通术禁忌证

有如下病史的不宜行输卵管复通术。

双侧输卵管切除术后、双侧输卵管多处阻塞、估计输卵管长度＜5 cm、输卵管伞段不完整、既往输卵管妊娠史者、卵巢早衰、其他原因导致的排卵功能障碍及月经周期不规律。

16. 输精管复通术

实施输精管结扎术的夫妇拟再生育，需行输精管复通术（图10.5），术后使用阴囊托，避免体力劳动3～4周，禁欲两周。术后1个月、3个月、6个月、12个月时复查精液，了解精子数量和质量恢复情况，并了解有无妊娠及妊娠情况，妊娠多发生于术后两年内。输精管吻合术后6个月或输精管附睾吻合术后18个月，精液中无精子出现，提示手术失败。

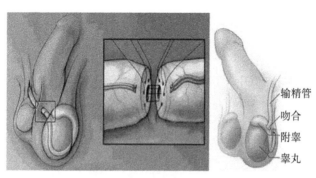

输精管
吻合
附睾
睾丸

图 10.5 输精管复通术

17. 辅助生殖技术都包括哪些？

辅助生殖技术是一种以医疗手段帮助不孕不育夫妇达到生育目的的技术。包括：①夫精人工授精（AIH-ET）；②供精人工授精（AID）；③体外受精—胚胎移植（IVF-ET）；④卵细胞质单精子注射（ICSI）；⑤冻融胚胎移植（FET）；⑥胚胎植入前遗传学诊断（PGD）。日常人们常说的试管婴儿不是在试管里长大的婴儿，是体外受精—胚胎移植（IVF-ET），即医生从妇女体内取出卵子与经过处理的精子在体外进行受精，受精卵在体外发育成胚胎或囊胚后再移植入妇女的子宫，使其继续生长发育，直至宝宝呱呱坠地。

18. 哪些人适合做辅助生育技术？

（1）体外受精—胚胎移植（一代试管婴儿）适应人群

女方各种因素导致的配子运输障碍；排卵障碍；子宫内膜异位症；

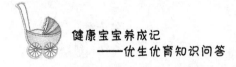

男方少、弱精子症；不明原因的不育。

（2）卵细胞浆单精子注射（二代试管婴儿）适应人群

严重的少、弱、畸精子症；不可逆的梗阻性无精子症；生精功能障碍（排除遗传疾病）；体外受精失败。

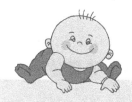

第十一章

怎样才能享受母婴免费服务

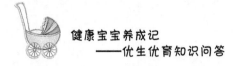
本书仅以河北省为例说明免责妇幼保健服务方面的相关内容，其他地区也有相应的服务，居民可参考当地的相关规定，或咨询当地计生部门和医疗机构。

河北省居民可享受的免费妇幼保健服务包括如下方面。

1. 在河北省居住的孕产妇可享受以下免费服务

①可在怀孕 13 周前到当地指定医疗保健机构建立《孕产妇保健手册》，并进行第 1 次产前检查。

②孕 16 ～ 20 周、21 ～ 24 周时各进行 1 次检查；孕 28 ～ 36 周、37 ～ 40 周时各进行 1 次检查。

③分娩出院后 3 ～ 7 天内由乡镇卫生院、村卫生室和社区卫生服务中心（站）医务人员到产妇家中进行访视。

④产后 42 天到当地指定机构进行健康检查。

2. 计划怀孕的妇女孕前和孕早期可以免费领取和服用叶酸

河北省为所有准备怀孕的育龄妇女，在孕前 3 个月至孕早期 3 个月免费提供叶酸，预防神经管缺陷等出生缺陷。免费叶酸可到常住地村卫生室、乡镇卫生院或社区卫生服务中心、妇幼保健院领取，一般从怀孕前 3 个月开始，每人每天服用 1 片（0.4 mg），一直服用至怀孕满 3 个月。

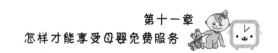

3. 农村计划怀孕夫妇在哪里可享受免费孕前优生健康检查？

农村计划怀孕夫妇，包括流动人口计划怀孕夫妇，可在县级妇幼保健计划生育服务机构享受免费的孕前优生健康检查。孕前优生健康检查是为准备怀孕的夫妇在受孕之前提供的一系列优生保健服务，包括优生健康教育、病史询问、体格检查、临床实验室检查、影像学检查、风险评估、咨询指导等。

具体检查内容包括如下方面。

女性：疾病史、家族史、生活方式等基本信息采集；身高、体重、心肺功能等体格检查；生殖系统检查；白带常规、淋球菌、沙眼衣原体检测；血常规、血型检查、血糖测定；尿常规检查；肝功能（谷丙转氨酶）、肾功能（血肌酐）检测；甲状腺功能（促甲状腺激素）检测；乙型肝炎血清学五项检测；梅毒螺旋体检查；艾滋病检查；风疹病毒、巨细胞病毒、弓形体感染、单纯疱疹病毒检查；妇科超声常规检查。

男性：疾病史、家族史、生活方式等基本信息采集；身高、体重、心肺功能等体格检查；生殖系统检查；血型检查；尿常规检查；肝功能（谷丙转氨酶）、肾功能（血肌酐）检测；乙型肝炎血清学五项检测；梅毒螺旋体检查；艾滋病检查。

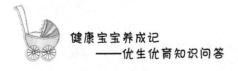
4. 河北省辖区内所有孕妇（含流动人口），享有免费唐氏筛查

唐氏综合征又称先天愚型，是由胎儿 21 号染色体三体引起的出生缺陷，也是智力低下最常见的遗传性病因。18- 三体综合征是由胎儿 18 号染色体三体引起的出生缺陷，常伴有多种畸形，如先天性心脏病等。神经管缺陷是一类中枢神经系统的出生缺陷，是一种多基因遗传疾病，包括无脑儿、脊柱裂、脑积水等，常导致胎死宫内或者出生后夭折，能存活者通常也伴有智力发育迟缓和多发畸形。上述疾病大多并非由家系遗传而来，因此每个孕妇都有分娩先天缺陷儿的可能。患儿一旦出生则无法治愈，目前唯一有效减少上述出生缺陷发生的方法就是进行产前筛查和产前诊断，预防这几种疾病的患儿出生。

河北省辖区内所有孕妇（含流动人口），建立母子健康手册，接受孕期保健系统管理，持身份证到定点医疗保健机构可接受免费唐氏筛查。筛查的服务内容包括产前咨询、健康教育、签署知情同意书、病史询问、对怀孕 $15 \sim 20^{+6}$ 周的孕妇进行 21- 三体综合征（唐氏综合征）、18- 三体综合征和开放性神经管畸形的血清学免费筛查，以及风险评估、结果咨询随访等，筛查指标为 AFP、β-HCG、μE3 三联筛查，通过上述产前筛查和后续的诊断流程，上述三种疾病产前检出率能够达到 $60\% \sim 70\%$。

5．农村孕产妇住院分娩可享受住院分娩补助

目前河北省在定点医疗卫生机构住院分娩的农村孕产妇均可以享受住院分娩补助。

6．农村妇女每年可享受免费生殖健康检查服务

凡河北省农村妇女，包括现居住地在河北省的流动人口妇女，每年可享受一次免费的生殖健康检查。检查项目主要是乳腺检查、妇科B超检查等项目。由当地县级或乡级妇幼保健计划生育服务机构提供相关服务。

7．政府对预防艾滋病、梅毒和乙肝母婴传播的惠民政策

①每位孕产妇可以在当地医疗保健机构享受一次免费艾滋病、梅毒和乙肝检测与咨询服务。建议孕妇最好是在孕早期建册或首次产前检查时完成相关检测和咨询，尽早明确感染状态，以便后续治疗和预防母婴传播。

②为筛查结果阳性者提供规范干预服务，包括：为艾滋病感染孕产妇及所生儿童提供免费的抗艾滋病病毒药物；提供适宜的安全助产服务和人工喂养指导；为艾滋病感染孕产妇住院分娩提供一定的补助；定期随访，对艾滋病感染母亲所生儿童提供免费的早期检测诊断服务；为梅

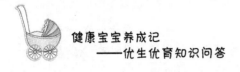
毒感染孕产妇及所生儿童提供规范的治疗；对乙肝表面抗原阳性孕产妇所生婴儿，在出生后 24 小时内免费注射乙肝免疫球蛋白 100 IU，并按照国家免疫程序接种乙肝疫苗。

8. 乙肝抗原阳性的孕妇所生婴儿怎么办？

乙肝抗原阳性的孕妇，在孕育过程中可将乙肝病毒通过胎盘或产道途径传递给胎婴儿，使婴儿一出生就成为乙肝病毒的感染者，为了预防婴儿感染，乙肝抗原阳性孕妇所生的婴儿在出生后 24 小时内（最好在出生后 12 小时）要注射乙肝免疫球蛋白（100 IU），并在出生后 24 小时内、1 月龄和 6 月龄分别注射乙肝疫苗预防感染。经过使用乙肝免疫球蛋白联合乙肝疫苗接种免疫后，对 HBsAg 阳性而乙肝 e 抗原（HBeAg）阴性孕妇所生的新生儿保护率为 98% ～ 100%。HBsAg 阳性乙肝 e 抗原（HBeAg）阳性孕妇所生的新生儿保护率为 85% ～ 95%。如果妈妈没有乙肝，而爸爸有乙肝，且又与新生儿有密切接触，则建议婴儿也要注射乙肝免疫球蛋白。如果妈妈仅 HBsAg 阳性，采取联合免疫后，可给宝宝母乳喂养。

9. 婴儿乙肝免疫接种后怎么知道是否成功？

婴儿在接种三针乙肝疫苗后 1 ～ 6 个月，即婴儿 7 月龄—1 周岁期间，可进行乙肝病毒感染血清学标志物（即乙肝五项）检测，判断免疫

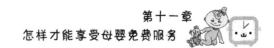

效果，如果单项抗 HBsAb 阳性，说明产生了乙肝表面抗体，是最理想的免疫接种成功的结果。

10. 梅毒感染的孕妇所生婴儿应如何防治？

①采集新生儿静脉血，进行梅毒感染的相关检测和随访，明确孩子梅毒感染状态，对诊断先天梅毒的孩子给予规范治疗。

②下列情况要给予新生儿梅毒预防性治疗：一种是梅毒感染的孕妇在孕期未接受规范性治疗，包括孕妇在孕期未接受全程、足量的青霉素治疗或接受非青霉素方案治疗或在分娩前 1 个月内才进行抗梅毒治疗。另一种是孩子出生时非梅毒螺旋体抗原血清学试验阳性、滴度不高于母亲分娩前滴度的 4 倍且没有临床表现的儿童。

③所有梅毒感染孕妇所生婴儿（包括预防性治疗）都要追踪观察血清学试验，每 3 个月 1 次，直至血清学检查连续 2 次阴性。先天性梅毒儿在正规治疗后，应于出生后 2 个月、4 个月、6 个月、9 个月、12 个月追踪观察血清学试验，直至血清学检查为阴性。如乳房没有皮损和皲裂，则可以哺乳。

11. 艾滋病（HIV）阳性孕妇所生婴儿应如何预防感染？

①新生儿出生后要及时清洗，注意保护性隔离。

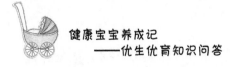

②新生儿出生后尽早（6～12小时内）开始服用预防性抗病毒药物，如奈韦拉平、齐多夫定，根据母亲用药情况一般服用4～12周。

③喂养方式：提倡人工喂养，避免母乳喂养，杜绝混合喂养。

④在孩子出生6周和3个月时，采集血标本进行婴儿感染早期诊断。

⑤未进行婴儿早期诊断检测或婴儿早期诊断检测结果为阴性的婴儿，要于12月龄、18月龄时进行艾滋病抗体筛查，以明确艾滋病感染状态。

⑥下列情况婴儿需要预防性应用复方新诺明：a.艾滋病感染早期诊断检测结果为阳性；b.CD4$^+$T淋巴细胞百分比＜25%；c.反复出现艾滋病机会性感染临床症状；d.母亲应用抗艾滋病病毒药物时间不足4周。

⑦HIV感染和未除外HIV感染儿童不宜接种卡介苗、脊髓灰质炎、水痘，以及轮状病毒疫苗、麻疹疫苗、乙脑疫苗等。排除了HIV感染后应尽快补种未接种的疫苗，完成初级免疫。

12. 计划生育基本技术免费服务的人群和项目

①在河北省内居住的下列人群可享受计划生育基本技术免费服务：a.农村育龄夫妻；b.未参加社会保险的城镇育龄夫妻；c.纳入现居住地管理的流动人口育龄夫妻；d.经批准再生育需施行输卵（精）管复通术的育龄夫妻；e.已婚的高等学校在校大学生；f.青少年意外妊娠者。

②计划生育基本技术服务免费服务项目有：放、取宫内节育器；放、取皮下埋植避孕剂；输卵（精）管结扎术；人工终止妊娠术；输卵（精）管复通术；计划生育手术并发症诊治；再生育病残儿童鉴定。

13. 河北省 0 ～ 6 岁儿童可享受免费保健服务

在河北省内常住的城乡 0 ～ 6 岁儿童可在常住地乡镇卫生院或社区卫生服务中心免费接受健康管理服务，包括新生儿家庭访视，以及满月后第 1 年至少 4 次，第 2 年、第 3 年每年至少 2 次，以后每年至少 1 次共 13 次的儿童健康体检和保健咨询、指导。

14. 河北省享受国家免费儿童营养改善项目地区和内容

①国家在河北省 16 个贫困县（保定市阜平县、唐县、涞源县、望都县、曲阳县、顺平县，张家口市沽源县、蔚县、阳原县、怀安县、万全区、康保县，承德市承德县、平泉市、丰宁满族自治县、隆化县）实施贫困地区儿童营养改善项目。

②本项目为这些地区 6 ～ 24 月龄农村儿童免费发放营养补充品，即"营养包"，并可获得儿童营养和健康状况的跟踪监测，儿童家长还可以免费得到更多的儿童营养和科学喂养健康知识。

③项目地区满 6 月龄的婴幼儿家长可到当地乡卫生院、村卫生室或社区卫生服务中心免费领取"营养包"，满 24 月龄后的婴幼儿即停止发放。

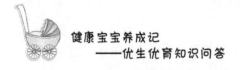

15.“营养包”含有哪些营养成分？服用“营养包”有哪些作用？

“营养包”是在以乳粉或豆粉为原料的食物基质中添加铁、锌、钙、维生素 A、维生素 D、维生素 B_1、维生素 B_2、维生素 B_{12} 和叶酸构成的粉状物。加入家庭日常制作的婴幼儿辅食中，能提供部分婴幼儿所需要的优质蛋白质、多种维生素和矿物质，从而补充辅食的营养成分，增加婴幼儿的营养摄入。每包重量为 12 g。

贫困地区的婴幼儿由于 6 个月后喂养不合理、辅食质量差和添加不合理等原因，营养不良和微营养素缺乏成为常见问题。解决这些问题的最根本办法是改善辅食的质量和种类，改变父母喂养婴幼儿的习惯，改变婴幼儿辅食的制作方法，以及改善农村地区儿童食品的供应。

“营养包”通过改善现行的家常制作的婴幼儿辅食的营养成分，可以在短期内发挥改善婴幼儿营养状况的作用，可减少儿童低体重、生长迟缓及贫血的发生，增强抗病能力，促进体格和认知能力的发育。因此，服用“营养包”能够提高贫困地区儿童的健康水平。

应该注意的是，“营养包”不能代替母乳及婴幼儿辅助食品；营养包添加多种微量营养素，与其他同类产品同时食用时应注意用量。

16.“营养包”的服用方法

①食用“营养包”前要检查“营养包”外包装的完整性、生产日期

和保质期，如有破损或过期不要食用。

②用一个洁净的小碗、小勺和水杯，最好孩子专用；一杯温开水；一袋"营养包"。

③食用方法。

a.搭配辅食：将一袋"营养包"由撕口处撕开加入温热的粥、面条、玉米糊等辅食中，搅拌均匀再喂给婴幼儿吃。要保证加了"营养包"的辅食全吃完。

b.直接食用：将一袋"营养包"由撕口处撕开倒入碗中；将晾凉的2～3大汤勺温开水慢慢倒入碗中，用勺子搅拌成泥糊状，稠度以能停留在勺子中为最好。也可先加水再加"营养包"。冲调好的"营养包"可以直接吃，特别是不满周岁的婴儿。

c.食用量：每天一袋，一次吃完，6～12个月的婴儿可以分2～3次吃完。

d.保存方法：于室温下阴凉干燥处存放；避免虫、鼠啃咬。一次没有吃完的"营养包"一定要封口存放，撕开后"营养包"应该当天吃完。

17. 服用"营养包"后可能的反应有哪些？如何处理？

给婴幼儿添加"营养包"后，有些家长会发现孩子出现拒食、腹泻、大便颜色变黑或小便变黄、过敏反应等情况。

①拒食。首先应相信对孩子喂"营养包"的好处；同时应知道，孩子对食物没有特别的爱好，接受一种新食物需要一个过程，等适应后就

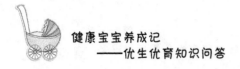
会接受了。不要第一次喂的时候看见孩子不喜欢吃就放弃。可以尝试将"营养包"加入婴幼儿爱吃的食物里，或者将一包"营养包"分2～3次食用。

②腹泻。腹泻并非与服用"营养包"有直接关系，应认真寻找原因，了解婴幼儿是否生病，是否吃生冷、不洁的食物等，待腹泻痊愈后再试着喂。

③大便变黑或小便变黄。与"营养包"中部分营养素未被身体完全吸收有关，不会对婴幼儿的身体造成任何影响，无须处理。

④过敏反应。有极个别的婴幼儿可能会出现呕吐、腹痛、腹泻和皮疹等过敏表现，应停止食用，及时去医院诊治。

18. 享受国家免费新生儿疾病筛查的地区

①国家对于燕山—太行山集中连片贫困县（涞水县、易县、张北县、丰宁满族自治县、围场满族蒙古族自治县、尚义县、宣化区）实行先天性甲状腺功能减低症、苯丙酮尿症和新生儿听力障碍免费筛查，并对符合条件的患儿进行救助。

②对确诊为苯丙酮尿症的儿童纳入新农合重大疾病医疗保障，给予康复救助；对确诊为永久性听力障碍的儿童纳入国家贫困聋儿康复救助项目，实施康复救助。

向您推荐我社其他优秀图书

■	超级月嫂的月子百科	29.80
■	坐月子——调养体质的健康秘笈	26.80
■	孩子吃得下、睡得香、不生病一本通	28.00
■	婴儿护理应注意的 200 个细节	29.00
■	1 岁决定宝宝一生大全集（专家指导版）	19.90
■	健康伴你 40 周：妈妈健康，宝宝聪明	28.80
■	1 岁决定宝宝一生大全集（专家指导版）	19.90
■	三字经派小儿推拿宝典	39.80